家庭必備
藥物如何治療疾病

「なぜ薬が効くのか？」
を超わかりやすく説明してみた

大是文化

醫生沒空解釋，日本理學博士、前製藥公司研究員告訴你，
胃腸藥、失眠藥、感冒、抗過敏、抗憂鬱……
怎麼吃藥不傷身又有效！

前東京藥科大學藥學部教員
山口悟◎著　黃雅慧 ◎ 譯

國立陽明交通大學醫學院藥理學研究所教授　李新城 ◎ 審定

CONTENTS

推薦序　藥物的作用與風險，一查就懂／李新城　007
前　言　藥物如何治療疾病？　011

第1章
藥效的通關之路　015

1　藥物與蛋白質的關聯　016
2　藥粉、藥錠、膠囊，形狀不同、成分相同　018
3　吞下肚後，都跑去哪？　024
4　蛋白質是幕後推手　027
5　擒賊先擒王：酵素與受體　030
6　分子負責傳遞訊息　035

　藥物小學堂　　圖解秒懂！分子結構式　041

第2章
鎮痛藥的真相　045

1　成藥與醫療用藥的區別　046

2	引起發燒和頭痛的頭號戰犯	048
3	感冒藥一定要配胃藥吃？	059
4	奈米等級的防禦力	064
5	止痛藥，誰的成效奪冠？	067
6	乙醯胺酚，小朋友也能服用	078
7	至今沒有讓病毒一槍斃命的感冒藥	088
藥物小學堂	孕婦與哺乳中婦女的用藥須知	097

第3章

過敏的對抗之道　　　　　　　　　　099

1	人體對付異物的防禦機制	100
2	花粉症的形成原因	107
3	抗組織胺，有效但嗜睡	111
4	第二代組織胺的優點	115
藥物小學堂	藥物的相生相剋	123

第 4 章

細菌和病菌的防範　　125

1	什麼是菌，什麼是毒？	126
2	抗菌藥的老大——青黴素	136
3	細菌也會基因突變	149
4	對抗病毒需靠專屬藥物	151
5	疫苗界有四大天王	162
藥物小學堂	餐前吃還是餐後吃？	172

第 5 章

生活文明病，怎麼用藥？　　175

1	葡萄糖才是糖尿病的元凶	176
2	用藥稀釋血液中的葡萄糖濃度	183
3	高血壓的判定基準	209
4	自律神經抑制劑如何發揮效果？	213
5	膽固醇有好人，也有壞人	228
6	降脂的四大機制	238
藥物小學堂	吃藥千萬不能配葡萄柚汁	248

第 6 章

腸胃不適的指示用藥　　251

1　胃片可抑制胃酸，但傷腎　　252
2　最頑固的細菌──幽門桿菌　　261
3　怎麼止瀉？先穩住交感神經　　267
4　讓糞便變柔軟的祕密　　274

藥物小學堂　納豆會跟凝血藥相斥　　279

第 7 章

憂鬱、焦慮，怎麼用藥安撫？　　281

1　是安眠藥，也是抗焦慮藥　　282
2　苯二氮平類並非萬靈藥　　290
3　睡得好的關鍵：褪黑激素　　294
4　憂鬱處方需二到四週才見效　　299
5　但有 30％的患者吃了沒效　　303

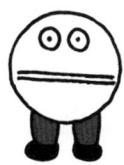

第 8 章
癌症，就是細胞內鬥 311

1	癌症的油門與煞車	312
2	抗癌，就是抑制細胞分裂	317
3	鎖定DNA，封殺癌症生路	322
4	標靶藥物的作用機制	333
5	免疫細胞與癌細胞	339

第 9 章
當免疫系統亂了套 343

1	什麼是免疫系統病症？	344
2	好發於20到40歲女性的葛雷夫氏症	347
3	類風溼性關節炎有藥可治嗎？	354

結　　語　每種新藥開發，都是漫漫長路　　361
參考文獻　　363

推薦序
藥物的作用與風險，
一查就懂

國立陽明交通大學醫學院藥理學研究所教授
／李新城

每次生病，我們總希望能藥到病除！

但從醫院、診所拿到並吃下肚的藥，到底是怎麼發揮作用，幫助我們治療疾病、減輕不適？又或者，當我們走進坊間藥局、面對各種成藥，該怎麼選才能對症下藥？關於這些問題，很多人其實都不太清楚。

雖然醫師和藥師經常會提醒用藥注意事項，卻很少有時間仔細說明這些藥物是如何治療疾病。就算運氣好，對方願意多說一點，若聽到一堆教科書中艱深的專有名詞、專業術語，對於大多數沒學過醫學或藥理學（Pharmacology，包括了解和研究藥物的來源、性質、

家庭必備,藥物如何治療疾病

化學反應、作用和用途等)的人而言,還是很難真正聽懂。這時候,我們就會希望身邊有藥理學專家,或者有一本淺顯易懂的書,能告訴我們:這些藥物在體內究竟如何發揮作用。

《家庭必備,藥物如何治療疾病》就是一本人人必備的藥物工具書。

作者山口悟不僅擁有日本藥師資格,曾於製藥公司負責研發,更在日本東京藥科大學藥學部擔任教職。他在書中,透過大量圖解,帶大家認識藥理學,就像身邊多了一位藥理學專家,用淺顯易懂的語言,耐心引導我們探索藥物。

書中介紹許多常見的疾病或症狀,例如:感冒(發燒和頭痛)、過敏、細菌或病毒感染、糖尿病、高血壓、高血脂(Hyperlipidemia,指血液中脂質含量異常增高的病症)、腸胃不適、失眠、焦慮、癌症,以及免疫系統疾病等。作者除了說明疾病的原理或症狀,也介紹常見的各類治療藥物、作用機制,並比較不同藥品之間的差異,包括服藥時間與注意事項。

此外,**書中亦列舉比較藥局或藥妝店常見的家庭常**

推薦序　藥物的作用與風險，一查就懂

備藥物，為讀者提供實用的選藥資訊。

最後，我想提醒大家，每個人的身體狀況與用藥劑量都不盡相同，治療用的藥物也可能變成有害毒物。尤其是在同時服用多種藥物的情況下，更容易出現複雜的交互作用或不良反應，甚至會傷害身體。

因此，我們除**了要多閱讀此類醫學工具書、多認識藥物，更應遵從醫師和藥師的指示正確用藥**，才能藥到病除、早日康復。

前言
藥物如何治療疾病？

　　隨著時代的進步，不管是在醫院、藥房，甚至是藥妝店，各種藥物都變得唾手可得。

　　當我們去領藥時，藥師通常會先說明藥效、服用的劑量與方法，並提醒副作用等注意事項。此外，為了避免藥物交互作用，他們也會詢問是否有服用其他藥物。因此，也有不少人會隨身攜帶用藥手冊。

　　無論是用藥注意事項或推廣用藥手冊，目的都是為了幫助大家正確使用藥物，讓藥效發揮應有的效果，同時避免大眾誤用或濫用藥品。

　　不過，藥師通常不會說明藥物在體內的運作機制。即使藥品有附說明書，也多半未提及這方面的內容，就算上網搜尋，相關資料亦往往過於艱澀難懂。

　　於是，我才起心動念寫下《家庭必備，藥物如何治

家庭必備，藥物如何治療疾病

療疾病》，希望能用簡單易懂的方式，說明藥物的作用機制。

問題是，要從零開始理解藥物並不容易。藥物的作用屬於藥理學領域，往往需要具備一定的化學或生物等基礎知識，有時甚至得套用數學公式。就連我在醫學院接觸到藥理學，明明學到了不少，卻只記得當時念書很吃力。

身為過來人，我常想，難道不能化繁為簡，讓大家知道藥理學是怎麼一回事？想著想著，便促成了本書的誕生。

由於我的專業背景是化學，因此本書會特別從化學的觀點來解說。

化學是一門探討看不見的世界——原子（Atom）與分子（Molecule）的學問。我們的人體正是由這些微不可見的成分所組成，而藥物同樣由這些分子構成並在體內發揮。

接下來，我將以微觀的角度，帶大家探索藥物如何在體內發揮效果。

如前所述，藥理學不只與化學有關，也涵蓋生物學

前言　藥物如何治療疾病？

的知識。因此，我會盡量用淺顯易懂的文字來說明，只要具備國中程度的化學與生物知識，就能輕鬆閱讀。當然，書中也會帶大家複習基本概念。

本書分為九大章。第1章，我們會先複習化學與生物學的基礎，介紹藥物有效成分的大小，以及如何被人體吸收等基本常識。

第2章則是進入主題，從簡單藥物開始，逐步延伸到稍微複雜的藥效，介紹各種藥品的成分＊與機制。例如，常見的市售感冒藥、腸胃藥或花粉症的過敏藥等。

進入第8章，難度會稍微提高，主要針對性質不同於一般疾病的癌症或免疫系統失調等，說明藥物是如何被研發設計並在人體內發揮療效。

接下來，就讓我們開始未知的體內之旅，揭開藥效的神祕面紗。

＊藥物分為成分名、商品名，書中列舉之部分商品已停產，用藥前建議仍須事先諮詢醫師或藥師。

第 1 章

藥效的通關之路

☑ 藥物為什麼能治病？
☑ 虛胖的藥丸小小兵：有效成分到底有多小？
☑ 藥吃下肚，都跑去哪？
☑ 藥效怎麼全面啟動？──酵素與受體。

1 藥物與蛋白質的關聯

平常我們吃藥或打針,藥物的成分就會進入體內。然後,隨著血液循環,被運送到全身各處,最後抵達需要治療的部位並發揮效果。

那麼,藥物為什麼這麼神——抵達患部之後,究竟發生了什麼事?又是如何產生療效?

答案是:**與蛋白質結合**。

我們都知道,人體有一大半都是水分,而剩下的大都是蛋白質等成分(按:人體主要由水分、蛋白質、礦物質、脂肪組成,水分約占55%、蛋白質約占20%)。由此可見,蛋白質對於人體的重要性。

而藥物的機制就是根據疾病的性質,與特定蛋白質結合,透過刺激、減緩或中斷蛋白質的運作,對人體產生作用。

簡單來說,可分為以下三大步驟(見右頁圖1-1)。

第 1 章　藥效的通關之路

圖 1-1　藥物如何發揮效用？

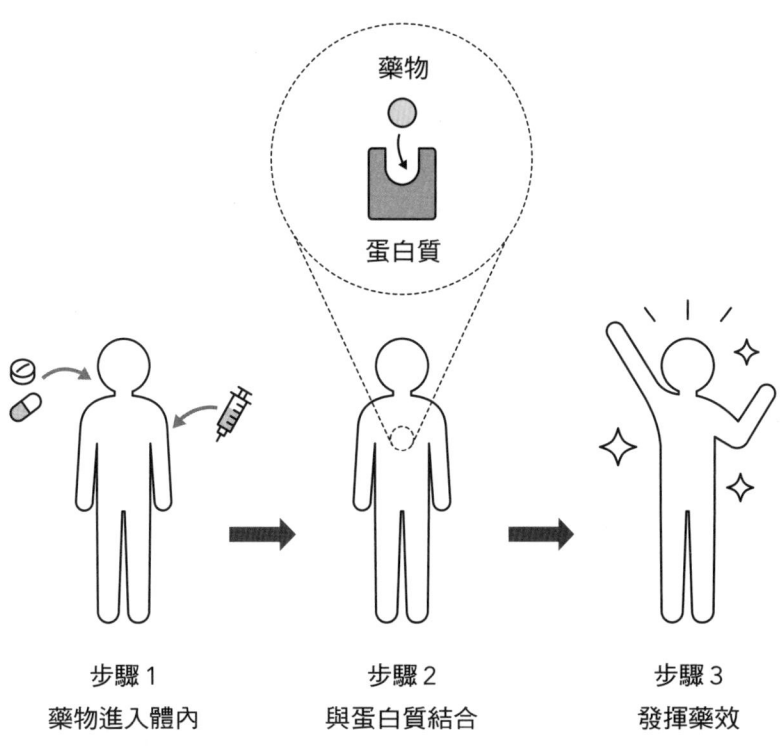

步驟 1
藥物進入體內

步驟 2
與蛋白質結合

步驟 3
發揮藥效

換句話說，若我們能了解藥物如何發揮功效，也等於學到藥物與蛋白質的關聯。

2 藥粉、藥錠、膠囊，形狀不同、成分相同

首先，讓我們從化學的角度，仔細探討藥物成分在人體內的實際大小。

世上所有的物質都是由原子所組成。當然，不論是我們的身體或藥物，也都是由原子所構成。

舉例來說，人體中就有碳（Carbon，C）、氫（Hydrogen，H）、氧（Oxygen，O）、氮（Nitrogen，N）或磷（Phosphorus，P）等原子。

當原子彼此結合在一起，就會形成分子。例如：水（H_2O）、氧氣（O_2）或二氧化碳（CO_2）都是比較單純的分子。

然而，我們的身體中也存在一些更複雜、體積較大的分子。其中，最重要的就是，蛋白質主要來源的胺基酸（Amino acid）。因為胺基酸是構成蛋白質的基本單位，而蛋白質對人體來說，是極其重要的成分。由此可

知,蛋白質的分子結構比胺基酸更大、更複雜。

此外,細胞也是大分子之一。事實上,涵蓋人類在內,所有生物都是由細胞所構成。醫學研究顯示,人體內平均有37兆個細胞。

細胞的英文是Cell,也就是小房間的意思。人體的細胞主要由一層細胞膜包裹著,而這層膜其實是由雙層磷脂質(Phospholipid)所構成。

然而,並非所有的細胞都像小房間。因為細胞的種類繁多,扮演的角色也各不同。

當許多細胞聚集在一起,並具有特定形狀與功能時,就形成了組織(Tissue)。

其中,又可區分為(見下頁圖1-2):覆蓋於人體或內臟的上皮組織(Epithelial tissue)、製造肌肉的肌肉組織(Muscular tissue)、大腦或脊髓等傳遞訊息的神經組織(Nervous tissue);以及骨頭、軟骨、肌腱或韌帶等支撐身體活動的結締組織(Connective tissue)。

而幾個組織湊在一起,就是我們常說的器官。器官與組織一樣,具有特定的形狀與功能。例如, 長在臉上的眼睛、鼻子、嘴巴;體內有的大腦、心肺、血管或腎

臟等。這些器官即便形狀互異,也各有各的功能,正因為如此,才能支撐人體的運作。

圖1-2 細胞型態

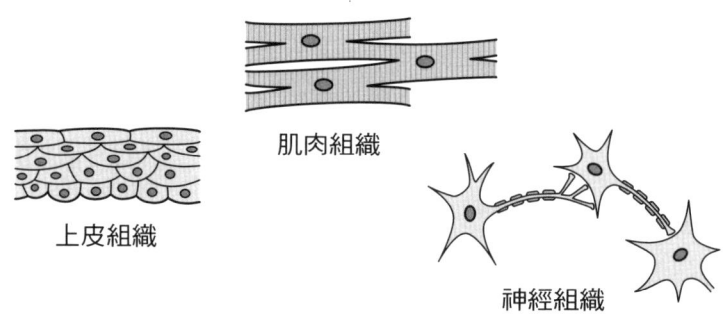

接下來,讓我們進入主題:藥物真正的大小。我們平常服用的藥物沒有一定的形狀,可以是藥粉、藥錠或膠囊,但真正發揮療效的,是其中的有效成分。

就以常見的解熱鎮痛藥(俗稱退燒藥或止痛藥)布洛芬(Ibuprofen)來說,大多數藥物的有效成分通常含有數十個不同種類的原子(見右頁圖1-3,有些甚至多達一百多個)。換句話說,**這些藥物分子比水之類的簡單物質大;但又比蛋白質這類大分子小。**

第 1 章　藥效的通關之路

圖 1-3　藥物成分由數十個原子所組成

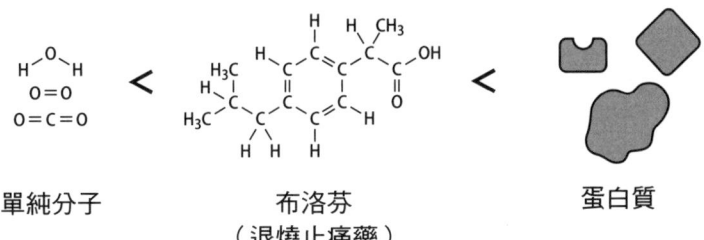

單純分子　　　　　布洛芬　　　　　　蛋白質
　　　　　　　（退燒止痛藥）

＊省略部分鍵結，以求簡潔易懂。

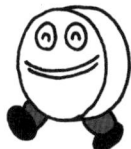 除了有效成分以外，藥物還有其他東西嗎？

有，例如：賦形劑（Excipient）。一般會用乳糖或澱粉，來幫助藥物成形。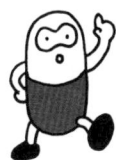

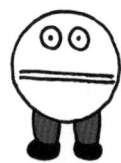 為什麼？

因為有效成分如果太少，根本做不成藥錠或藥粉，病人怎麼吃？所以才會添加一些不影響身體的成分。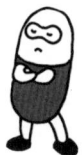

021

接下來,我們來比較藥物、水與蛋白質三者的大小(見右頁圖 1-4)。

其中,我們必須注意的是,即便是大分子的胺基酸或蛋白質,也是以奈米(Nanometer,簡稱 nm)為計算單位。話說回來,奈米是什麼概念?

1 奈米(nm)= 0.001 微米(μm)= 0.000001 毫米(mm)。順帶一提,人類目視的極限約為 100 微米(0.1 毫米[1])。

至於要看到細胞這種更微小的結構,就必須借助顯微鏡才行。

此外,近年來藥廠也推出不少蛋白質大小的藥品。關於這個部分,我將在第 8 章與第 9 章的抗體藥物詳細介紹。

---

1. 1 毫米 = 1,000 微米;1 微米 = 1,000 奈米。

第 1 章 藥效的通關之路

圖 1-4 藥物、水與蛋白質的大小比較

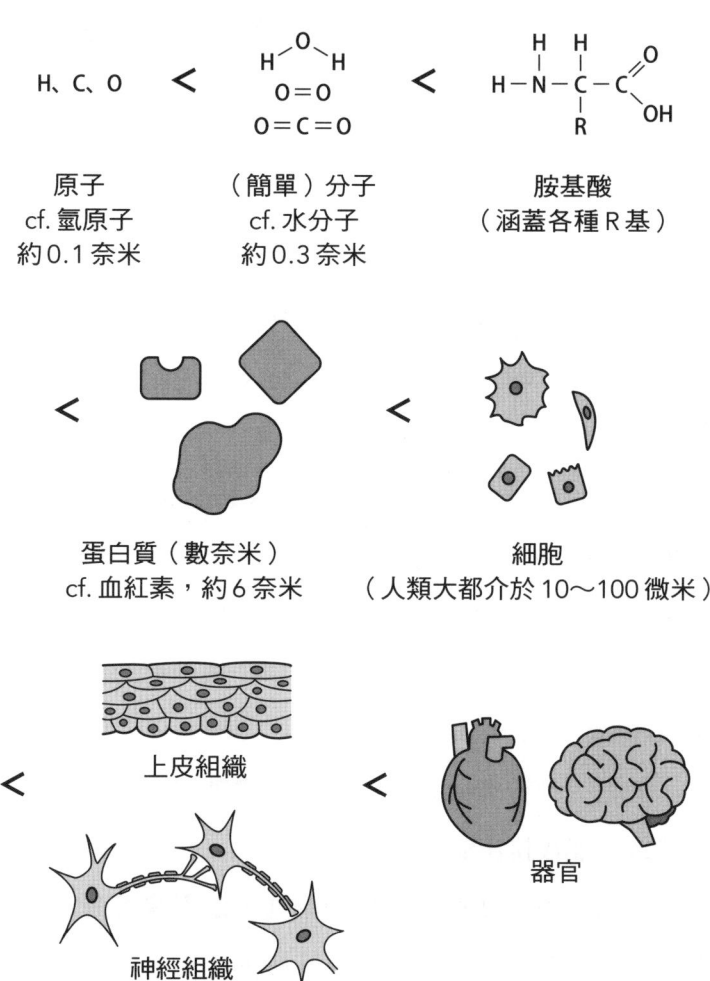

* cf. 為拉丁文 confer 之縮寫，意謂比較或參閱。
* R 代表烷基的基團，通常是用來表示一個碳鏈的基團。

3 吞下肚後，都跑去哪？

當藥錠被我們吞下以後，會沿著食道與胃，最後抵達小腸。歷經一路奔波，藥錠這時大都已經溶解，並釋放有效成分。接著，經由小腸吸收，進入血液再被送到肝臟分解代謝。

肝臟的角色之一，是透過酵素（Enzyme，又稱酶）將外來物轉換成無害物質。一般來說，只要按照指示服用藥物，就不會形成毒素，但對於身體而言，藥物終究是異物入侵，因此多少還是會受到肝臟排毒的影響（見第26頁圖1-5）。

於是，部分有效成分會因為結構被酵素改變，而失去藥效，然後排出體外。

因此，**不論我們吞下幾顆藥丸，都不會百分之百發揮功效**。因為部分成分還來不及發揮作用，就被身體的化學反應中和掉了。

另一方面，那些沒有被酵素分解、成功通過肝臟的藥物有效成分，則會進入血液循環，經由心臟輸送到全身各處。

最後，這些成分會從血管滲透到全身細胞。

每一個細胞？

沒錯，即使藥物會針對身體某特定部位發揮作用，但因為藥劑沒有自備定位導航，所以藥物的有效成分仍會遍布全身細胞。

也就是說，**藥物的有效成分在遇到正常的細胞時，不會產生任何反應。一旦觸及患部，才會與其中的蛋白質產生化學變化，以達到控制病情。**

藥物也會傷及無辜？

或許有些讀者會想：「那沒生病的細胞怎麼辦？」難道不會傷及無辜？

當然不會，因為藥物中的有效成分並不會一直停留在體內。它們會再次進入血管經過肝臟或腎臟，最後隨著排泄物，跟身體說「莎喲娜拉」。

圖1-5 經肝臟排毒，會流失部分藥效

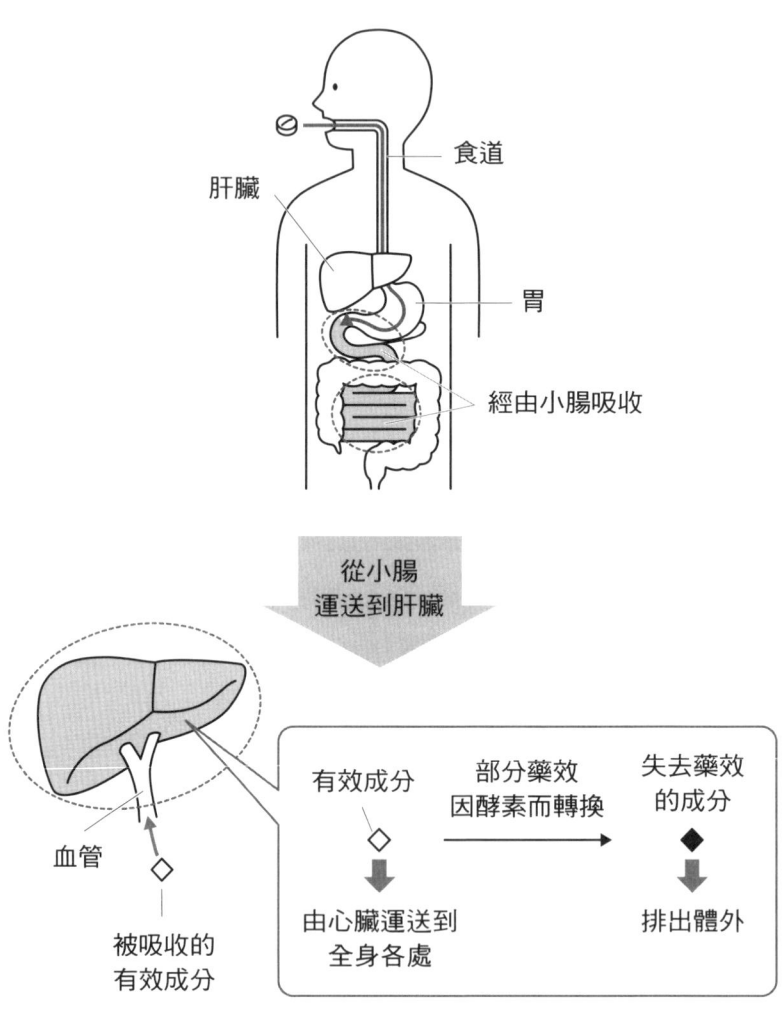

4 蛋白質是幕後推手

那麼,這麼厲害的蛋白質,究竟是何方神聖?

雖然大家對這個詞語並不陌生,但要解釋還真的說不出個所以然。

如前所述,蛋白質是由胺基酸組成。不過,所謂的胺基酸並非單一物質,而是一個總稱,實際上有許多種類(見下頁圖1-6)。

圖中的胺基酸是不是挺眼熟?沒錯,就是在運動飲料或保健食品中,我們常常有看沒有懂的成分。

各位讀者可別小看這20種胺基酸。因為人體正是透過這些胺基酸,少則數十個,多則數百個彼此連結。同時,在不同胺基酸的組合下,創造出多種變化。換句話說,我們的身體就是以這20種胺基酸為基礎,組成各式各樣的蛋白質。

如果說人體是靠蛋白質支撐,一點也不為過。例

圖 1-6　人體中的胺基酸，高達 20 種

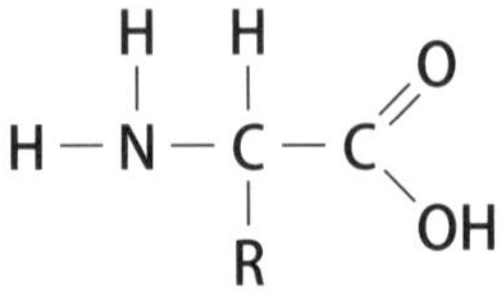

胺基酸
（各種型態的 R 基）

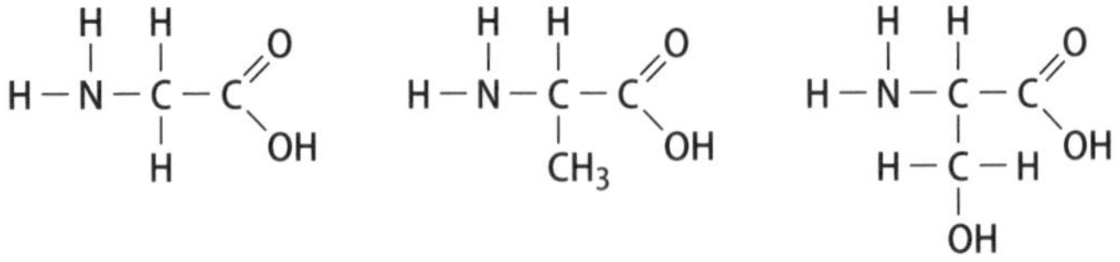

甘胺酸
（Glycine）

丙胺酸
（Alanine）

絲胺酸
（Serine）

其他另有……

脯胺酸（Proline）、纈胺酸（Valine）、白胺酸（Leucine）、
異白胺酸（Isoleucine）、甲硫胺酸（Methionine）、
蘇胺酸（Threonine）、半胱胺酸（Cysteine）、
天門冬醯胺（Asparagine）、麩醯胺酸（Glutamine）、
苯丙胺酸（Phenylalanine）、酪胺酸（Tyrosine）、
色胺酸（Tryptophan）、離胺酸（Lysine）、
精胺酸（Arginine）、組胺酸（Histidine）、
天門冬醯酸（Aspartic acid）、麩胺酸（Glutamic acid）等。

如：頭髮或指甲就不用說，蛋白質更是肌肉或內臟等器官的主要成分。

例如，頭髮或指甲的主要成分是角蛋白（Keratin）；而肌肉則是靠肌動蛋白（Actin）或肌凝蛋白（Myosin）支撐。

此外，蛋白質還具備其他功能。

例如：血紅素（Hemoglobin）負責傳輸血液中的氧氣；而存在眼淚、鼻水中的溶菌酶（Lysozyme）則具有殺菌功效。

人體中的蛋白質高達十萬種，默默的堅守崗位守護你我。當然，除了人類以外，其他動植物或微不可見的細菌等，也都存在蛋白質──因為它是所有生物的生命起源。

蛋白質對人體既然如此重要，當然也會影響藥效。

在眾多的蛋白質中，與藥效最密切相關的，主要有酵素與受體（Receptor）。

這兩個傢伙又是何方神聖？

讓我們繼續看下去。

5 擒賊先擒王：酵素與受體

首先，從酵素說起。

所謂酵素，是一種促進體內化學反應的蛋白質。

例如，幫助消化食物的消化酶（Digestive enzyme）就是一種酵素。

我們的身體之所以能把醣質、蛋白質或脂質等營養分解為小分子，必須歸功於蛋白質一連串的化學反應。而促進這些化學反應的酵素，就稱作消化酶。

舉例來說，唾液或胰臟液中的澱粉酶（Amylase），便能分解澱粉。話說回來，酵素當真如此厲害？

沒錯，這種功能與其結構有關。

如右頁圖1-7所示，酵素的特殊性就在於凹槽結構。當凹槽與分子結合時，便會產生以下兩種化學反應：A，大分子分解為小分子；B，分子之間的轉換。

圖 1-7　酵素像剪刀，可以分解分子

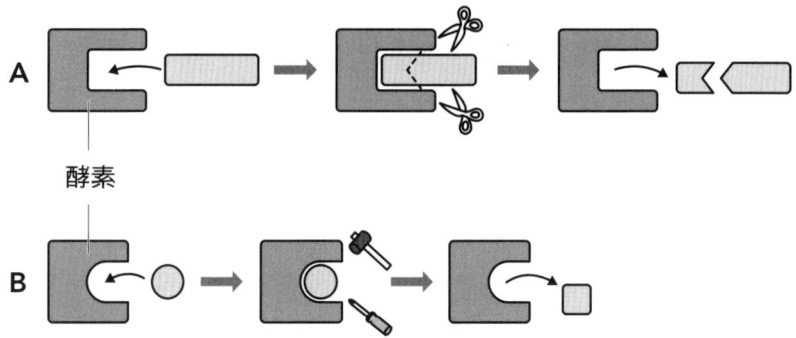

酵素

　　簡單來說，酵素就像一把剪刀，一旦分子自投羅網便咔嚓一聲，讓大分子分解為小分子；也可以是一種工具，把原有的分子轉換成新分子。

　　然而，依酵素的種類不同，其凹槽的形狀也不同，這取決於每種酵素能促進哪些特定分子的化學反應。

　　如下頁表 1-1 所示，利用各酵素獨特的化學反應，我們可透過有效成分減緩或停止酵素的運作，來控制病情或症狀。

表 1-1　利用酵素控制病情

標的酵素	酵素作用	應用藥劑	藥效
血管收縮素轉化酶（Angiotensin converting enzyme）	轉化為血管收縮素 II（Angiotensin II）（致使血壓升高）	卡托普利（Captopril）	降低血壓
環氧合酶（Cyclooxygenase，簡稱 COX）	轉化為前列腺素＊（導致發炎）	洛索洛芬（Loxoprofen）	抑制發炎
HMG-CoA 還原酶（Hydroxymethylglutaryl-CoA reductase）	加速膽固醇合成	普伐他汀鈉（Pravastatin sodium）	抑制膽固醇
維生素 K 環氧化物還原酶（Vitamin K epoxide reductase）	刺激維生素 K 活化（凝固血液）	華法林（Warfarin）	抑制血液凝固

＊前列腺素（Prostaglandin）一詞來自於科學家從羊隻的前列腺中，發現有利人體的活性物質多集中在精囊（Seminal Vesicle）。

第 1 章　藥效的通關之路

藥物的乾坤大挪移

那麼，藥物的有效成分又是如何控制酵素？

簡單來說，就是**藥物的有效成分會搶先占據酵素的凹槽，取代原本要結合的分子，進而發揮藥效。**

例如：血管收縮素轉化酶。當血管收縮素轉化酶遇到血管收縮素I（Angiotensin I）時，會自動切除一段分子結構，衍生出血管收縮素II，導致血壓升高（圖1-8）。

圖 1-8　卡托普利可抑制血壓上升

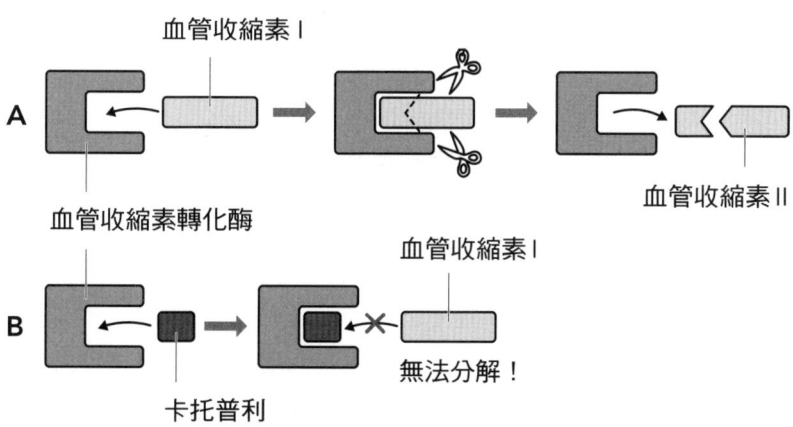

而卡托普利（圖1-9）正是專門針對血管收縮素轉化酶。它會和血管收縮素轉化酶的凹槽結合，但由於本身並不會被轉換，自然也就不會產生血管收縮素 II。因此，服用這種藥物後，能有效抑制血壓上升。

圖1-9　卡托普利的分子結構

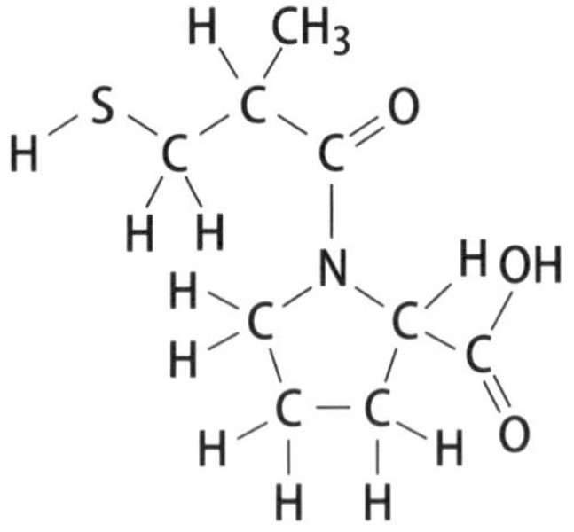

卡托普利

6 | 分子負責傳遞訊息

接下來,讓我們來說明受體與藥效的關係。

如下頁圖 1-10 所示,受體通常位於細胞膜上。這傢伙和酵素一樣,其結構也有與分子結合的凹槽。

它的凹槽沒有一定的形狀或大小,完全取決於受體的種類與結合的分子。因此,我們常將這兩者比喻為「鑰匙與鑰匙孔」(酵素也是如此)。

就像鑰匙對上鎖,能插入受體鑰匙孔的分子,負責傳遞刺激、訊息給細胞,或是阻斷訊息傳遞。藥物就是透過分子的作用,才能把訊息傳遞給細胞或加以控制,進而發揮藥效。

舉例來說,受體就像感測器一樣,負責感知味道或氣味。我們之所以能感受香氣或惡臭,是因為鼻子的受體與負責氣味的分子(以下稱氣味君)結合。當氣味君咚咚咚的就位以後,細胞便啟動開關,將氣味君傳來的

資訊,傳達給大腦。於是,我們才能聞到味道。

圖 1-10　受體和分子,就像鑰匙對上鎖

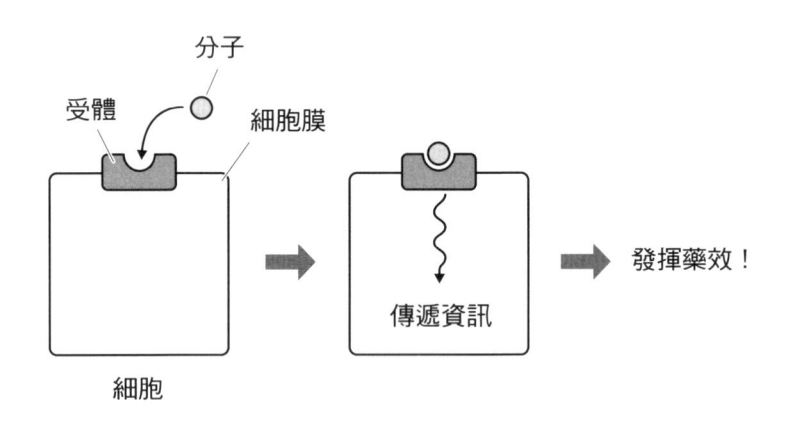

```
分子
受體　　細胞膜
　　　　　　　　　　　　　　　　發揮藥效!
　　　　　　　　傳遞資訊
細胞
```

因此,藥廠便利用上述機制,研發出各種藥品。例如,影響血管、心臟或支氣管的腎上腺素(Epinephrine)受體;過敏所引起的打噴嚏或胃酸分泌相關的組織胺(Histamine)受體;調控大腦、血液凝固或嘔吐症狀的血清素(Serotonin)受體等。當這些受體與體內的腎上腺素、去甲腎上腺素(Norepinephrine,舊稱正腎上腺素)、組織胺或血清素等結合後,便能產生化學反應(右頁表 1-2)。

第 1 章　藥效的通關之路

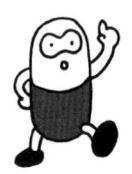

> 總歸一句話，就是細胞必須透過電訊號、蛋白質或能量較高的物質來傳達訊息。

> 也就是，受體一遇到刺激，細胞就會產生變化？

> 沒錯。細胞當然不會吃飽沒事亂動，一定是有誰觸動開關。

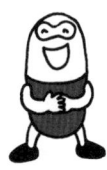

表 1-2　藥物與受體結合，會產生化學反應

受體	化學反應	接合物質
腎上腺素受體	影響血管、心臟或支氣管。	腎上腺素或去甲腎上腺素
組織胺受體	過敏引起的打噴嚏或胃酸分泌。	組織胺
血清素受體	調控大腦、血液凝固或嘔吐。	血清素

過敏,都是組織胺惹的禍

接下來,就讓我以過敏為例,說明組織胺受體怎麼讓我們受苦。

說到過敏,相信各位一定會先想到花粉症。什麼是花粉症?過敏藥又是怎麼防治?

首先,當花粉(也就是過敏原,Allergen)進入體內時,會觸發免疫反應,使肥大細胞(Mast cell)釋放組織胺。接著,這些組織胺會與細胞中的組織胺受體結合,並傳遞流鼻水和打噴嚏等過敏反應的訊息。

於是,我們開始鼻水流個不停,或者狂打噴嚏,過敏症狀接踵而至(見右頁圖1-11 A)。

而一般來說,過敏藥的有效成分抗組織胺藥(Antihistamine,一般分二代,第二代較不易嗜睡)能藉由與組織胺受體結合,卻又不會引發過敏症狀(詳細見右頁圖1-11 B)。這就好比一支鑰匙只是插進鎖孔,卻無法轉動的概念。

由此可見,只要藥物的有效成分替代組織胺,便能斷絕組織胺與受體接合,減緩過敏症狀。

圖 1-11　藥物替代組織胺，減緩過敏症狀

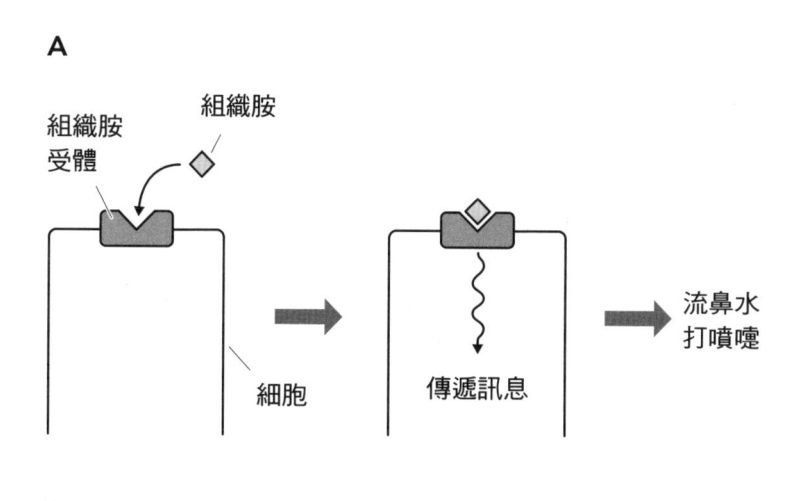

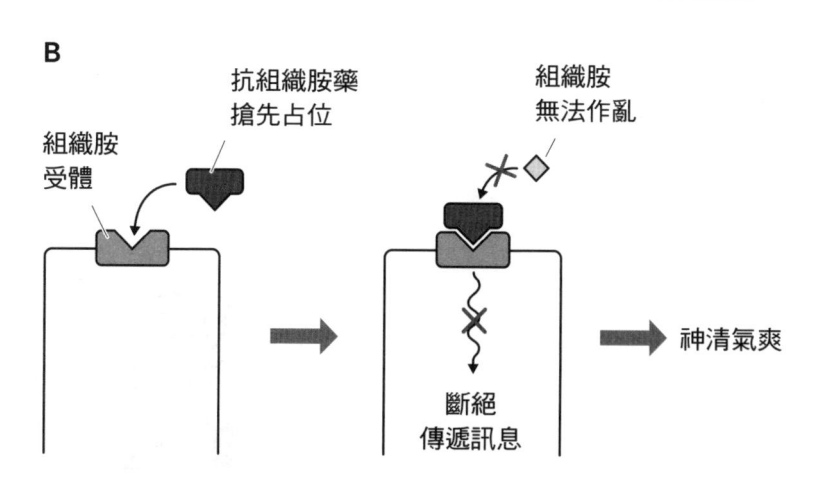

這就是市面上的過敏藥為什麼總是強調斷絕過敏原，或是鎖住組織胺。

　　此外，能與藥物有效成分結合的蛋白質，並不僅限於酵素與受體。

　　例如，蛋白質就有一個類似通道的結構，能讓特定的物質滲入（或者滲出）細胞，達到結合的效果。關於這個部分，我將在後面章節詳細介紹。

　　接下來，讓我們繼續探討解藥物如何發揮功效。

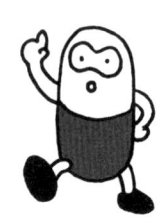

第 1 章　藥效的通關之路

| 藥物小學堂 | 圖解秒懂！分子結構式 |

　　為了說明藥效的機制，書中會出現各種不同形狀的分子構造，也就是所謂的「結構式」（Structural Formula，表示分子中原子之間如何結合的化學式）。

　　分子中結構較為簡單的，像是 H_2 標示為「H－H」，而 O_2 則標示為「O＝O」。之所以這麼標示，是為了簡單呈現分子接合的構造。

　　然而，結構式通常省略部分結構。此外，有時也會標示為立體結構。

　　接下來，讓我以書中常見案例，簡單介紹何謂結構式。如果看不懂專業術語，跳過也無所謂。

折線與省略

　　當代表碳原子的 C 連續時，用折線標示；代表氫原子的 H 則直接省略，請見下頁範例（1）與（2）。

041

立體結構

有時也會看到範例（3）與（4）中，使用虛線與或實心楔型線的標示方式。例如：範例（3），在連接處下方畫出一條虛線，並標示 OH。而範例（4）中的 OH 則是用實心楔型線標示在連接處的上方。

若要將結構式進一步畫成立體的樣子，可參考右頁模式圖。

例如：以虛線或實心楔型線連接處的碳原子（C）為中心，繪製出一個四面體。如此一來，分子的結構就更清楚。

第 1 章　藥效的通關之路

實際上，分子是立體的，而不是像前面的範例，只有平面的實線、虛線或實心楔型線。

而這個立體結構，正是影響人體內的分子與藥效的關鍵。這也是為什麼化學結構式會用虛線或實心楔形線標示。

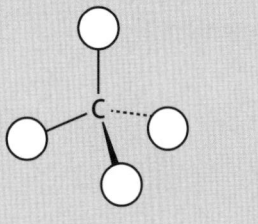

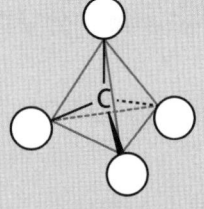

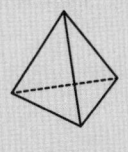

以碳原子為中心　　正四面體
的四面體

實線的省略

有時，結構式也會像範例（5）～（7），省略連接處的實線。針對一些不重要的結構，通常簡化如下：

(5) 　H-N　=　H-N

(6) 　SH　=　S-H

(7) 　CO_2H　=　$\overset{O}{\underset{OH}{\parallel}}$

043

其他常見的省略

此外,也有範例(8)的六角環結構。

例如:苯(Benzene)就是六角環結構。

如範例(1)、(2)所示,這種型態的結構式通常會省略碳原子與氫原子。

而這類結構在許多藥物分子中都很常見。

(8) ⬡ = 六角環氫碳結構式

另外,結構式中也會出現加號(+)或減號(-)。

例如:Na+(鈉離子)與Cl-(氯離子)的NaCl(食鹽)。

其中的加號或減號表示帶電狀態,也就是我們常聽到的離子(Ion)。

還有,影響酸性的H+(氫離子)也是其中之一。關於氫離子,留待後文介紹。

第 2 章

鎮痛藥的真相

- ☑ 發燒、疼痛時,身體到底怎麼了?
- ☑ 止痛藥怎麼止痛?常見成藥怎麼看?
- ☑ 感冒,為什麼要配胃藥?
- ☑ 巴法林A的一半不是溫柔?其實是⋯⋯。
- ☑ 退燒止痛藥加強型、高效型,差在哪?

1 | 成藥與醫療用藥的區別

首先,讓我們來聊聊可以緩解發燒和疼痛的藥物——退燒止痛藥。許多人在咳嗽、流鼻涕或頭痛、發燒時,都會到藥妝店買成藥。市面上的常見成藥有洛索洛芬、布洛芬或阿斯匹靈(Aspirin)。

事實上,這些藥品除了在市面流通以外,也屬於醫療用藥。所謂醫療用藥,是指需要醫院或診所開立處方箋,藥房才能放行的藥物。

相反的,不需要醫師處方箋、在藥房或藥妝店都能買到,則稱為「指示藥品」(Over the Counter,簡稱OTC)。這類藥物就是我們口中的成藥,在過去被稱作家庭常備藥或民生必備藥(按:臺灣藥品分三級:處方藥、指示藥、成藥。處方藥需要醫師處方才能取得,指示藥則需要在專業人員指導下使用,成藥則是民眾可自行購買)。

第 2 章　鎮痛藥的真相

　　例如：洛索洛芬在市面上有LOXONIN S（第一三共製藥〔Daiichi Sankyo〕）、布洛芬有SS製藥的EVE[1]，阿斯匹靈則有獅王（LION）的巴法林A（BUFFERIN A）等。

　　退燒止痛藥除了退燒以外，也能減緩頭痛、咽喉痛（喉嚨痛）、生理痛或牙齒痛等，各種身體上的疼痛。

　　但話說回來，同樣一顆藥錠為什麼能包山包海，退燒又止痛？我們不妨來探究一下其藥效機制。

　　在此之前，各位必須先建立正確的認知：這類感冒藥即便兼具與止痛的功效，卻也有令人頭痛的副作用——傷胃。因此，**若是因為壓力、暴飲暴食或手腳冰冷所引起的腹痛，就不建議服用解熱止痛藥。**

　　挺奇怪的吧？接下來，就讓我們來一探究竟。

---

1. 在日本廣泛使用的非處方止痛藥，目前共有5款產品，包括：EVE A錠、EVE A錠EX、EVE QUICK頭痛藥、EVE QUICK頭痛藥DX、EVE THREE SHOT PREMIUM。由於EVE止痛藥含有布洛芬的衍生物丙烯異丙乙酸尿（Allylisopropylacetylurea），目前不能攜帶入境南韓。

2 | 引起發燒和頭痛的頭號戰犯

就如同第 1 章所述，藥物之所以能發揮藥效，是因為藥品中的有效成分與標的蛋白質（按：指生物體中特定的一種蛋白質）結合。

退燒止痛藥也是同樣的原理，它的標的物是環氧合酶。這類蛋白質也是一種酵素，與消化酵素等其他酵素一樣，負責促進特定的化學反應。

接下來會經常出現環氧合酶，各位讀者記得劃重點記下來。

環氧合酶與感冒發燒或各種疼痛等症狀密切相關。那麼，發燒與疼痛究竟是怎麼發生的？環氧合酶在其中又扮演什麼樣的角色？接下來，就讓我們來一一說明。

事實上，人體之所以會發燒或感到疼痛，全是發炎搞的鬼。一旦身體發炎，便會出現紅、腫、熱、痛等四大症狀。

第 2 章　鎮痛藥的真相

醫學上雖然有各種形容發炎的專業術語，但簡單來說，所謂發炎就是患部紅腫，發熱甚且感到疼痛。

人體為什麼會發炎？原因有很多種，例如病毒或細菌感染、蚊蟲叮咬、刀傷、灼傷或骨折等體外受傷；或體內出現腫瘤、血栓（Thrombus，俗稱血塊）、結石等異常，都會引起發炎。

換句話說，發炎更像是身體抵抗有害物質的一種防禦機制。比方說，感冒（感染病毒）時，是不是覺得喉嚨腫脹？或者被蚊蟲叮咬以後，皮膚總是又紅又腫？這就是所謂的發炎。

身體發炎，就會啟動免疫細胞

接下來，讓我們進一步探討發炎以後，身體會有哪些反應。

如前所述，當身體受到各種刺激以後，組織內的巨噬細胞（Macrophage）或肥大細胞等免疫系統，就會開始活動。

此時，免疫細胞會釋放出組織胺、前列腺素、白三

烯（Leukotriene）、介白素（Interleukin）等物質，並促進血管擴張，或者提高通透性（見右頁圖2-1）。

然而，當血管擴張後，血液流量增加雖然會促進發炎部位的新陳代謝，進而加速修復能力，但同時也會讓該處出現紅腫、灼熱等發反應。

此外，血管通透性變佳，也代表血管內的細胞縫隙變大，得以讓血液中的某些物質滲出血管，跑到周圍的組織中。事實上，血液中也存在具備防禦能力的細胞。例如：嗜中性白血球（Neutrophil）或巨噬細胞等免疫細胞，一遇到外敵入侵，便立即啟動保護機制（清除病原菌等發炎因素）。

此外，這些免疫細胞還能釋放凝固血液的成分，發揮止血功能。

然而，因為血液成分的滲出，會讓發炎部位腫脹起來；同時帶來引發疼痛的化學物質，所以會出現疼痛感（即腫脹與疼痛）。

總而言之，因為免疫細胞或各種物質的守護，即便我們因為某些原因而發炎，也能有效摒除有害因素，讓發炎的部位自行修復與再生，進而減緩症狀。

第 2 章　鎮痛藥的真相

　　此外，這裡先簡單提一下，在發炎的過程中，有時免疫細胞會發出訊號給大腦，命令體溫上升，導致發燒。感冒時體溫會上升，就是最典型的例子。也就是說，發炎不只是局部的反應，也可能影響到全身狀態。

　　在這裡，我們要特別關注前列腺素，因為它在退燒止痛藥的作用機制中，扮演了相當重要的角色。

圖 2-1　免疫系統的作用

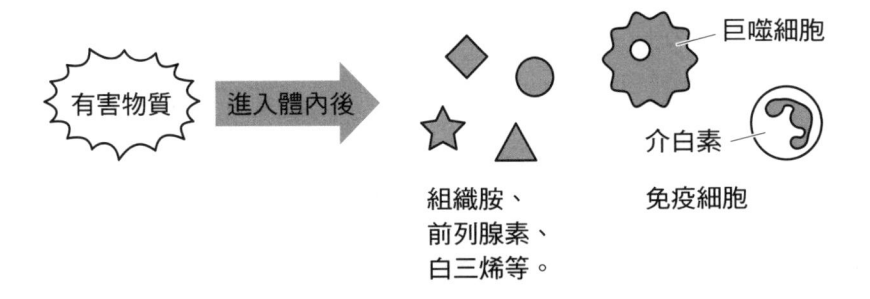

有害物質 → 進入體內後 → 組織胺、前列腺素、白三烯等。　巨噬細胞　介白素　免疫細胞

　　當身體受到有害物質刺激時，發炎部位的細胞膜在特定酵素的作用下，會從其中的磷脂質釋放出一種稱作「花生四烯酸」（Arachidonic acid）的分子。

　　如同第 1 章所述，在酵素的化學反應下，大分子除

了分解為小分子,有時還會轉化為新的分子(請參閱第30頁)。

發炎會刺激磷脂質釋放花生四烯酸

磷脂質所分離的花生四烯酸,在酵素的影響下,會改變原來的結構。

基本上,會被轉換為以下三種分子:

- 白三烯
- 血栓素(Thromboxane)
- 前列腺素

其中,又以前列腺素最為重要。根據前列腺素的種類,通常會在大寫英文後面加上下標的數來區分。例如:前列腺素 H_2(Prostaglandin H_2,簡稱 PGH_2),有時也會用 α 或 β 來分類[2]。

在酵素環氧合酶的作用下,花生四烯酸會被轉化為前列腺 H_2。

第 2 章　鎮痛藥的真相

不同的酵素所衍生的分子也各不相同（見第55頁圖2-2）。例如：前列腺素 E_2（Prostaglandin E_2，簡稱 PGE_2）、前列腺素 I_2（Prostaglandin I_2，簡稱 PGI_2）或前列腺素 $F_{2\alpha}$（Prostaglandin $F_{2\alpha}$，簡稱 $PGF_{2\alpha}$，主要引起血管、支氣管和子宮平滑肌的收縮）等。

其中，前列腺素 E_2 與前列腺素 $F_{2\alpha}$ 在外觀上極其類似。然而，只要仔細觀察，還是能看出構造上的差異。

在各式各樣的前列腺素中，**發炎的頭號戰犯非前列腺素 E_2 與前列腺素 I_2 莫屬**（刺激血管擴張或疼痛感）。

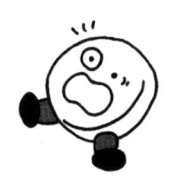

天啊！太多專業術語了。反正就是記住退燒止痛劑的標的物是環氧合酶，對吧？

沒錯。有環氧合酶酵素，才能製造出前列腺素。前面不是提醒過要記下來嗎？各位不妨參照第55頁圖2-2，複習一下。

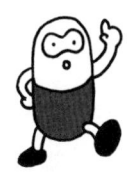

---

2. 前列腺素 H_2 與氫素的 H_2 並無任何關係。前列腺素的化學式習慣依結構的不同，分類從 A 到 J。而數字 2 則代表碳原子間（$C=C$）雙鍵連接的數目。

此外，前列腺素 H_2 還會被轉化成血栓素 A_2；而花生四烯酸本身也能生成各種白三烯，這些物質同樣與炎症反應密切相關。

而這一整套反應過程，就像水從階梯不斷落下一樣，因此又稱為「花生四烯酸級聯反應」（Arachidonic acid cascade）。在這個過程中，會產生許多具有不同生理功能的分子。

而其中的前列腺素，正是引起發熱與疼痛的關鍵角色，也是我們這一章的主角。

疼痛，和前列腺素有關

首先，來談一談我們為什麼會有疼痛感。

發炎的部位，其實是由一種讓身體產生疼痛的緩激肽（Bradykinin）所引起。

當身體出現發炎徵兆時，一旦前列腺素 E_2 越多，緩激肽的作用就越加活躍，身體也就更加疼痛。

另一方面，前列腺素 I_2 也具有增強疼痛感的作用，但目前仍無法斷定是否與發炎有關。

第 2 章 鎮痛藥的真相

圖 2-2 發炎頭號戰犯：前列腺素 I_2、前列腺素 E_2

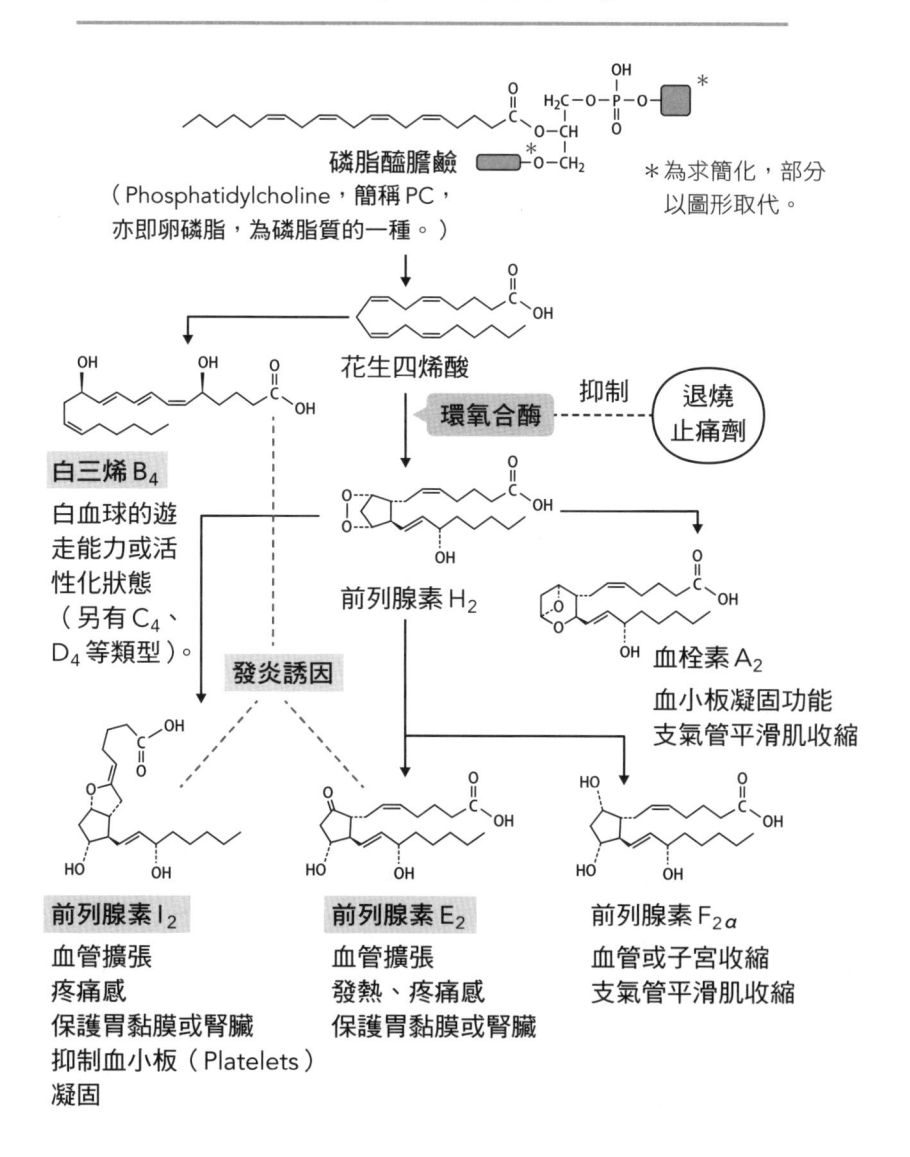

磷脂醯膽鹼
（Phosphatidylcholine，簡稱 PC，亦即卵磷脂，為磷脂質的一種。）

＊為求簡化，部分以圖形取代。

花生四烯酸

環氧合酶 ← 抑制 ← 退燒止痛劑

白三烯 B_4
白血球的遊走能力或活性化狀態（另有 C_4、D_4 等類型）。

前列腺素 H_2

血栓素 A_2
血小板凝固功能
支氣管平滑肌收縮

發炎誘因

前列腺素 I_2
血管擴張
疼痛感
保護胃黏膜或腎臟
抑制血小板（Platelets）凝固

前列腺素 E_2
血管擴張
發熱、疼痛感
保護胃黏膜或腎臟

前列腺素 $F_{2\alpha}$
血管或子宮收縮
支氣管平滑肌收縮

055

如果要解釋為什麼疼痛會變強,就要從前列腺素的作用說起。如圖2-3所示,前列腺素會降低疼痛閥值(Pain Threshold,讓神經對疼痛變更敏感)。也就是說,即使緩激肽釋放帶來的刺激沒有變強,我們還是會感到疼痛。

發燒的機制

接下來,讓我們進一步探討發燒是怎麼一回事。

圖2-3　前列腺素會降低疼痛閥值

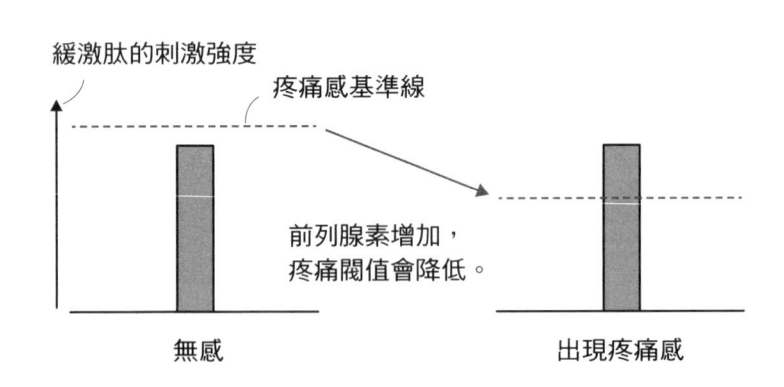

出處:町谷安紀,2020年,《圖解藥理學 改訂2版》,日本:南山堂,第177頁。

第 2 章　鎮痛藥的真相

人的體溫主要由位於間腦的下視丘（Hypothalamus）中的體溫調節中樞（Thermotaxic center），來維持人體溫度的恆定。

當我們因為受到有害物質的刺激而發炎時，免疫細胞會釋放介白素，向大腦發出警告。接著，腦部血管內皮細胞會釋放出前列腺素 E_2。當前列腺素 E_2 到達下視丘的體溫調節中樞後，便會促使體溫上升。於是，我們感覺得渾身發燙。

事實上，疼痛或發燒的機制都很複雜。簡單來說，就是有害物質的刺激會導致前列腺素增加，進而引發發燒或疼痛等症狀。

如前所述，前列腺素的生成與環氧合酶酵素脫不了關係。因此，市面上的退燒止痛劑大都從環氧合酶著手。換句話說，就是從源頭斬草除根，讓前列腺素沒有出來作亂的機會（見下頁圖2-4）。

看到這裡，各位還記得我在本章節一開頭便問：「同樣一顆藥錠為什麼能包山包海，退燒又止痛？」

原因很簡單。因為發燒與疼痛都是前列腺素（特別是 E_2）搞的鬼。因此，只要鎖定這個頭號戰犯，就不

會頭疼腦熱。

我之所以寫書,無非是希望透過簡單易懂的方式,分享藥物的作用與機制。因此,我特地以最常見的退燒止痛劑作為起手式,聊一聊我們為什麼會發燒或疼痛。

事實上,本章節中介紹的成藥,因為能抑制前列腺素(如 E_2 或 I_2)生成,控制發炎症狀,因此有時也稱為「解熱止痛消炎藥」。

圖 2-4 市售退燒止痛劑,大都從環氧合酶著手

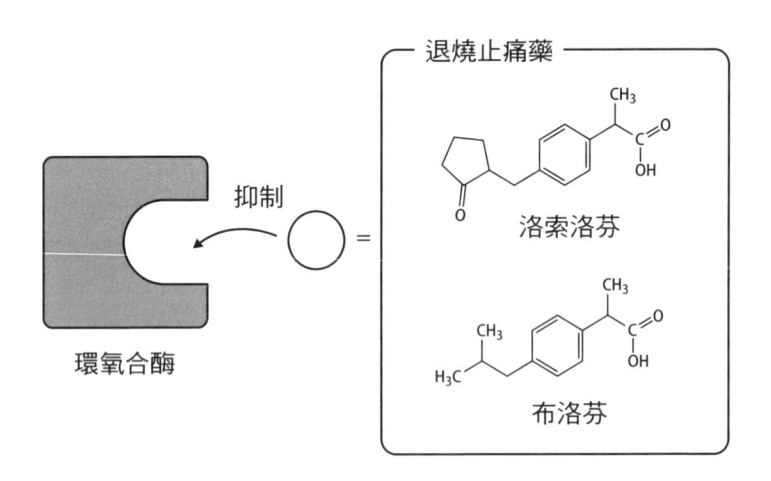

3 │ 感冒藥一定要配胃藥吃?

我想不少人都有這樣的經驗,一吃完感冒藥,就覺得胃謅謅。

退燒止痛劑雖然對感冒有效,但也有讓人詬病的副作用,那就是消化性潰瘍——腸胃因為胃酸過多,而造成組織的潰瘍。

在正式介紹胃痛的副作用前,我們必須先從環氧合酶說起。

事實上,環氧合酶並非單一酵素,也分好幾種。

不過,它的分類較為簡單,純粹以數字編號。例如:COX-1 或 COX-2。雖然研究報告顯示另有 COX-3 的存在,但目前相關功能我們仍尚未證實。

就以 COX-1 與 COX-2 來說,雖然同樣是酵素,卻有各自不同的功能(下頁表2-1)。

COX-1 是存在於胃黏膜、腎臟或血小板等組織中

的酵素,負責生成各種前列腺素,以維持人體機能的運作。換句話說,就是保護我們的胃黏膜或腎臟。

而COX-2則是發炎時患部所產生的酵素。但與COX-1不同,COX-2並非體內既有的酵素,而是人體在受到有害物質刺激時,會衍生出前列腺素,啟動發炎機制。

因此,**同樣是環氧合酶,其實只有COX-2與發炎息息相關。**

麻煩的是,洛索洛芬或布洛芬這類退燒止痛藥,雖然能抑制COX-2,卻也會抑制COX-1,影響人體機能正常運作。

表2-1 環氧合酶依編號,功能各不相同

簡稱	存在部位	備註
COX-1	胃黏膜、腎臟、血小板等細胞	體內既有酵素
COX-2	發炎患部	因發炎而衍生

第 2 章　鎮痛藥的真相

比方說，COX-1所產生的前列腺素 E_2 與 I_2 是胃黏膜的保護傘（第55頁之圖2-2）[3]。

雖然胃酸能幫助我們消化食物，具有殺菌的作用，但就像酸雨或鹽酸一樣，強酸也會對身體造成傷害（圖2-5）。

圖2-5　感冒藥會刺激胃酸分泌

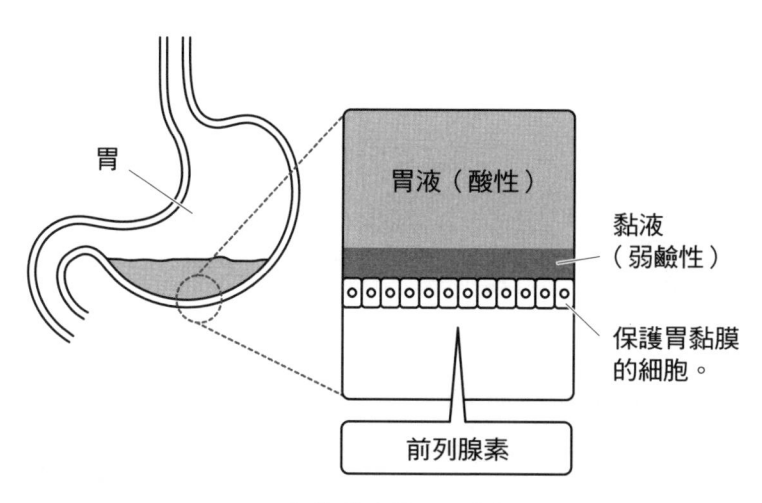

胃
胃液（酸性）
黏液（弱鹼性）
保護胃黏膜的細胞。
前列腺素

促進黏液的分泌與細胞增殖。

---

3. 這種效果也存在於前列腺素 E_1，和 E_2 屬於同類型的物質。

幸好，為了防止胃受到強酸的傷害，胃壁會分泌略帶鹼性的保護黏液，形成一道屏障。而上述的前列腺素，則能促進這種黏液的分泌、增加胃黏膜的血流量，促進細胞修復與再生，進一步加強保護胃。

換句話說，當前列腺素分泌減少時，胃黏膜的保護功能就會變弱。這也是為什麼一吃感冒藥，我們便覺得胃謅謅。

因此，服用退燒止痛藥時，反而可能造成胃或十二指腸（最靠近胃的小腸）的黏膜受損。

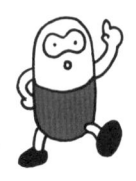

> 此外，感冒藥的化學分子堆積在保護胃黏膜的細胞上，也是胃謅謅的原因之一。

> 沒錯，所以藥師才總是交代飯後吃藥，就是怕傷到胃。

嚴格說來，感冒藥所引起消化性潰瘍的副作用，可視為一種有害反應。

第2章　鎮痛藥的真相

　　醫學上，一般將主要功效稱為「主作用」，而其他不論好壞的影響則全部歸類為「副作用」。

　　細分下去，副作用中會損害人體的，又稱為有害反應。以感冒藥為例，對腸胃的影響就是其中之一。

　　因此，對於**因為壓力、暴飲暴食或手腳冰冷，肚子總是不舒服的人而言，喝了感冒藥以後，反而會讓腸胃的狀況更加嚴重**。

　　另外，生理期間引起的腹痛，是由前列腺素造成的，因此服用退燒止痛藥也有效（當然，還是要注意避免過量服用）。

　　對於便利商店或藥妝店隨手可得的藥品，我們更應該多加小心。

4 | 奈米等級的防禦力

在前面章節中,我們介紹了兩種酶:COX-1與COX-2。

止痛退燒藥會導致的副作用——消化性潰瘍,就是因為抑制COX-1。反過來說,**如果能開發出不抑制COX-1,優先抑制在發炎時發揮作用的COX-2的藥物,就能避免產生消化性潰瘍的副作用。**

事實上,已有廠商研發出這類新藥,那就是由日本輝致藥廠推出的希樂葆(Celecoxib)。希樂葆屬於醫藥用藥品,需要醫生處方,一般用於類風溼性關節炎(Rheumatoid arthritis,簡稱RA)、腰痛或手術後的止痛。因為並非指示藥品,民眾無法在藥局自行購買。

希樂葆的止痛效果與洛索洛芬不相上下,卻又能抑制消化性潰瘍等腸胃的不適反應。

不過,也有海外的醫學研究指出,**這類藥品可能**

提高心肌梗塞（Myocardial infarction）或者是腦梗塞（Cerebral infarction）的罹患風險。因此，服用時仍應多加注意。

善用環氧合酶構造的差異

為什麼希樂葆能優先抑制 COX-2？讓我們來深入了解一下。

其實，關鍵就在於**希樂葆的分子，比傳統退燒止痛藥來得大**。下頁圖 2-6A 就顯示了布洛芬與希樂葆在分子結構上的差異。

看到這裡，你可能會問，藥物的分子結構還會影響藥效？前面說過，COX-1 與 COX-2 都是酵素，在結構上都有凹槽（第 30 頁）。

在下頁圖 2-6B，我們可以看到，傳統退燒止痛藥與希樂葆，分別如何與 COX-1 或 COX-2 結合。

這張圖還有另一個重點，那就是 COX-2 的凹槽比 COX-1 大。相較於 COX-1 的凹槽較小，希樂葆自然以 COX-2 為優先。於是，便間接達到抑制 COX-2 的作

用。這就好比，壘球放不進高爾夫球洞，但如果是更大的洞就沒問題。

即便是在以奈米為單位的微小世界裡，藥物說到底也只是尺寸的不同罷了。

圖 2-6　新型鎮痛劑的分子較大

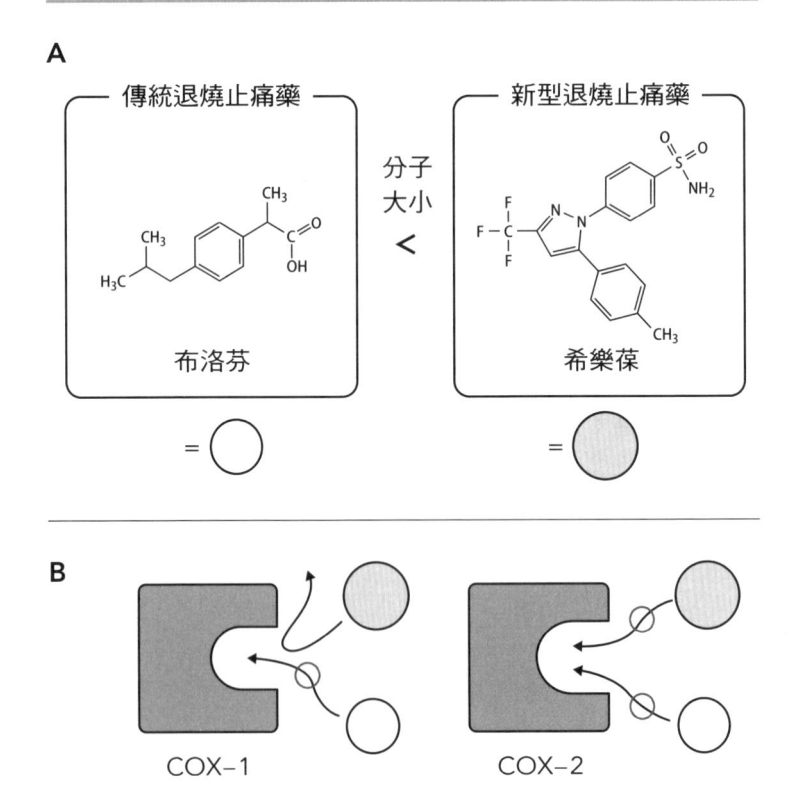

A

傳統退燒止痛藥　分子大小＜　新型退燒止痛藥

布洛芬　＝ ○

希樂葆　＝ ●

B

COX-1　　COX-2

5 止痛藥，誰的成效奪冠？

前面介紹了幾種市面上常見的感冒藥。接下來，讓我們進一步比較其中差異：

- 洛索洛芬
- 布洛芬
- 阿斯匹靈

在這三種常見的止痛藥中，以阿斯匹靈的歷史最為悠久。

1819年，人類從柳樹皮萃取出一種名為水楊苷（Salicin）的分子，並發現經過化學反應衍生出的水楊酸（Salicylic acid），不僅具有降溫或止痛的效果，還能抑制發炎的症狀。

隨著時代進步，水楊酸終於改良成阿斯匹靈。同

時，在德國的拜耳（Bayer）公司的包裝下，於1899年正式上市，並廣泛使用於全球各地。然而，時至現今，含有阿斯匹靈的成藥已經越來越少。

取而代之的，正是洛索洛芬與布洛芬。實際上，就止痛效果來說，這兩種藥物的止痛效果已被證實比阿斯匹靈更強。

關鍵在：肝臟的酵素

在將阿斯匹靈從神壇擠落的後浪中，止痛、退燒，甚且消炎方面的功效都不容小覷。再加上，為了減少消化性潰瘍，這種藥的分子結構也經過特別的化學設計。

說到這裡，各位不免好奇吧？其實關鍵就在於：肝臟的酵素。

為什麼？就如同第1章所說的，當我們吞下的藥劑被小腸吸收以後，首先傳輸到肝臟。其中，部分藥劑受到肝臟中的解毒酵素影響，會被排出體外。

洛索洛芬的厲害之處在於，會善用肝臟中的酵素，轉變成具有退燒止痛藥效的結構。如右頁圖2-7所示，

左邊是剛進入體內的洛索洛芬，右邊則是經過肝臟轉換後的活性分子。不過老實說，洛索洛芬還真的對付不了環氧合酶大魔頭。

圖 2-7　洛索洛芬無法抑制環氧合酶

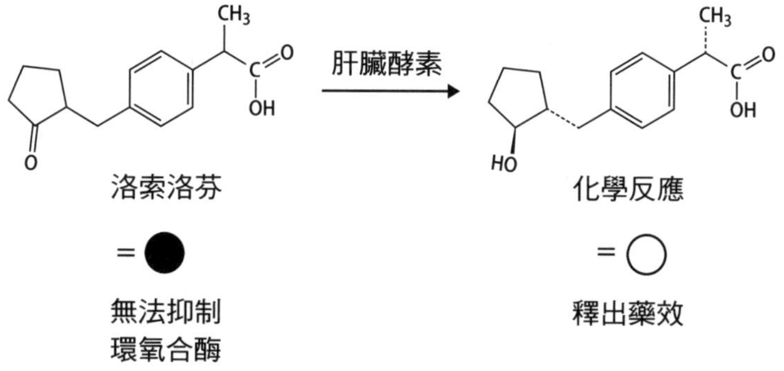

洛索洛芬　　　　　　　　　　　化學反應

= ●　　　　　　　　　　　　　= ○

無法抑制　　　　　　　　　　　釋出藥效
環氧合酶

不只是肝臟，體內其他部位（如腸道、血漿或目標組織）也可能透過酵素作用，將藥物轉換為具有藥效的活性成分。這類必須經過體內轉換才能發揮作用的藥物，稱為「前藥」（Prodrug，亦稱前驅藥）。

那麼，前藥有什麼好處？

我們就以洛索洛芬來說明。

首先，如右頁圖2-8所示，我們用●與和○分別表示化學反應前後的洛索洛芬。當我們服用退燒止痛藥後，藥物在體內被吸收的同時，可能會抑制胃黏膜中前列腺素的生成，導致胃黏膜的保護能力下降（詳細見第61頁）。

以洛索洛芬而言，未經肝臟代謝的前藥本身藥效較弱，尚不足以抑制COX，因此還不至於讓腸胃不適。

然而，經過肝臟的酵素轉化以後，就開始發揮原有的化學結構。

除了洛索洛芬以外，還有其他相似的前藥，但阿斯匹靈與布洛芬並不屬於這種類型。

儘管如此，這並不代表洛索洛芬就沒有副作用。

經過肝臟酵素轉換的洛索洛芬，會抑制COX-1。換句話說，在我們吞下洛索洛芬時，它不會馬上抑制COX-1（對胃有保護作用的酵素），所以對腸胃的刺激比較小；但經過肝臟的酵素加持以後，就會對胃部造成負擔。因此，服用時，仍應注意可能帶來的副作用（例如消化性潰瘍的患者）。

當然，洛索洛芬的副作用不僅止於此，因此含有洛

圖 2-8　化學反應前後的洛索洛芬

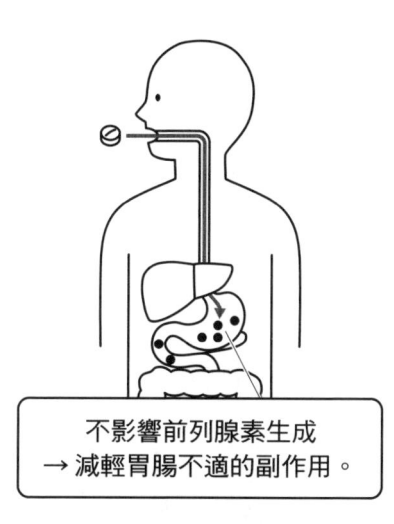

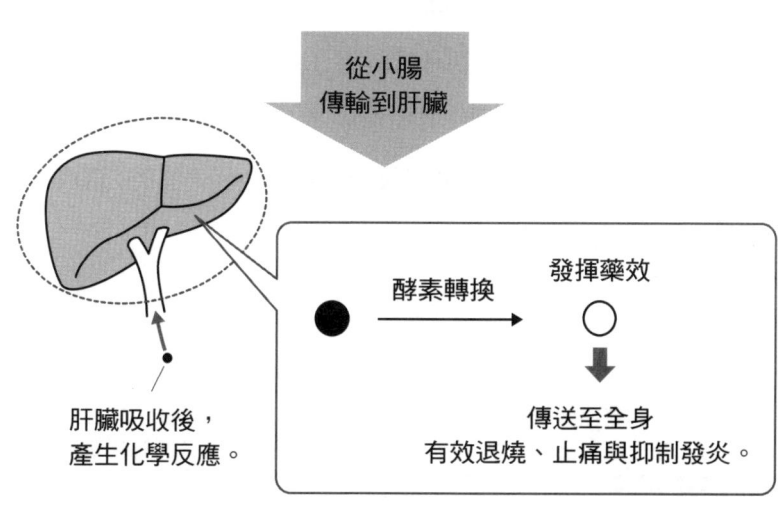

不影響前列腺素生成
→ 減輕胃腸不適的副作用。

從小腸
傳輸到肝臟

肝臟吸收後，
產生化學反應。

●　酵素轉換　發揮藥效
　　→　　○
　　　　　↓
　　　傳送至全身
　有效退燒、止痛與抑制發炎。

索洛芬的非處方藥,皆被歸類為第一類醫藥品。

也就是說,購買這類非處方藥時,必須接受藥師的指導與建議[4]。

換句話說,即使我們想在藥妝店購買含洛索洛芬的藥品,如果沒有藥師在場就無法購買,這正是基於對藥物副作用的嚴格把關。

布洛芬後來居上的原因

接下來,讓我們來看一看布洛芬的特點。

布洛芬除了退燒止痛的藥效較佳,同樣也具備抑制發炎的功能。雖然不像阿斯匹靈那般老字號,但時日也不短,早在1969年就有英國醫院率先使用。

當時,為了減少阿斯匹靈的副作用而開發的這款藥物,算是非常成功。

---

4. 日本指示藥品的規範,依次分為指導藥品、第一類藥品、第二類藥品、第三類藥品。其中,指導藥品與第一類藥品需藥師解說注意事項才能販賣。

第 2 章　鎮痛藥的真相

　　日本則是在 1971 年，由科研製藥廠推出布洛芬錠 100（Ibuprofen Tablets 100 mg）。一直到 1985 年，才正式開放為非處方、一般大眾也能自行在藥房購買。

　　其實在海外，布洛芬的使用比洛索洛芬更為普遍，且有效性與安全性也已獲得臨床證實。此外，布洛芬容易被子宮吸收，因此對減緩生理痛亦特別有效。

　　相較於洛索洛芬，管制較為寬鬆的布洛芬成分則被歸類為第二類醫藥品──即使沒有藥師，一般人也可以購買（按：在臺灣，布洛芬可於藥局購買）。

　　不論是日本國內還是國外，布洛芬都被廣泛且長期使用，其安全性也有一定的保障。只不過布洛芬同樣會抑制 COX-1，因此服用前仍須仔細評估。

　　此外，關於服用藥物的安全性，其實與劑量的多寡密切相關。自 2012 年起，**布洛芬的每日用量上限為 600 毫克**。

　　目前市面上，除了有 SS 製藥的 EVE，布洛芬含量為一般劑量（最大劑量為 400 毫克至 450 毫克），也有佐藤製藥推出的 Ringl Ivy α 200，這類含有高劑量布洛芬的產品。

此外，除了單純的解熱鎮痛藥，其他含有多種成分的綜合感冒藥，為了加強效果，也會提高布洛芬的用量。例如：興和製藥的Colgen Kowa IB錠TXa、合力他命製藥的BENZA BLOCK L升級版，皆含有每日最高劑量600毫克的布洛芬。

　　然而，藥效與副作用常常並存，雖然高劑量的布洛芬能發揮較強的藥效，但副作用也就越強。因此，**患有胃或十二指腸等消化性潰瘍的人應避免服用**。

　　對於**高血壓或腎臟病的患者，也需多加注意**。

　　此外，布洛芬除了會影響消化系統，還可能引發氣喘。事實上，類似退燒止痛藥等帶有抑制COX作用的藥品，都必須注意氣喘的副作用。

　　前面介紹的高劑量市售成藥，屬於第二類醫藥品，即使沒有藥師特別叮嚀，也可以直接購買。

　　不過，從安全性的角度來看，在選購這類藥品時，仍建議優先諮詢藥師的意見。

第 2 章　鎮痛藥的真相

有效控制血栓的阿斯匹靈

前面也說過,曾經風光一時的阿斯匹靈,目前在指示藥品中的比例越來越低。面對如此尷尬的局面,阿斯匹靈不再以退燒、止痛為主力,與人搶一杯羹,反而開拓出舊藥的另一片天。

阿斯匹靈的最新用途是抗血栓。**血栓經常是身體異常的肇因之一,因此,有效控制血栓的阿斯匹靈,便成為醫療界的新寵兒。**

阿斯匹靈會針對血液中的血小板,抑制該細胞的COX。照理來說,血小板的作用是在我們受傷流血時,聚集到受損的血管,幫助止血、避免失血過多。

然而,正所謂過猶不及,當血小板的凝固功能如銅牆鐵壁般,甚至凝結成塊時,反而可能造成血管阻塞,形成血栓,從而引發腦中風或心肌梗塞。

那麼,阿斯匹靈為什麼能預防血栓?關鍵在於:阿斯匹靈抑制COX的機制與其他藥物略有不同──阿斯匹靈分子中,含有一個乙醯基(Acetyl group,請見第77頁圖2-9 A)。

一般來說，退燒止痛藥是透過藥物分子直接進入COX酵素的凹槽，來抑制其活性（就像鑰匙插入鎖孔，詳細見第66頁圖2-6）。不過，阿斯匹靈的作用方式則稍有不同。

　　如右頁圖2-9 B所示，乙醯基不只是嵌入COX的凹槽，而是與COX酵素中的羥基（–OH）發生化學反應，形成共價鍵（Covalent bond，代表藥物與酵素之間形成不可逆結合的情況）。該羥基來自構成酵素的胺基酸之一——絲胺酸，是COX酵素活性位點中非常關鍵的功能性基團。下頁圖2-9C是絲胺酸的結構，而虛線則是羥基所在的位置。

　　阿斯匹靈的乙醯基一碰到羥基的氧原子，便如天雷勾動地火般迅速結合，進而讓血小板的COX無法發揮作用——這也就是阿斯匹靈與其他止痛藥不同功效的關鍵所在。

　　具體來說，血液的凝固是靠血栓素A_2的凝血作用，而血栓素A_2又有點類似前列腺素的結構。因此，只需干擾血小板的COX，便能有效抑制血栓素A_2的生成[5]（見第55頁圖2-2）。阿斯匹靈就是靠抗血栓的藥

效,重新重磅登場。

在長江後浪推前浪的競爭下,原本長期被作為退燒止痛藥使用的阿斯匹靈,便被賦予了全新用途。

圖2-9 阿斯匹靈能有效控制血栓

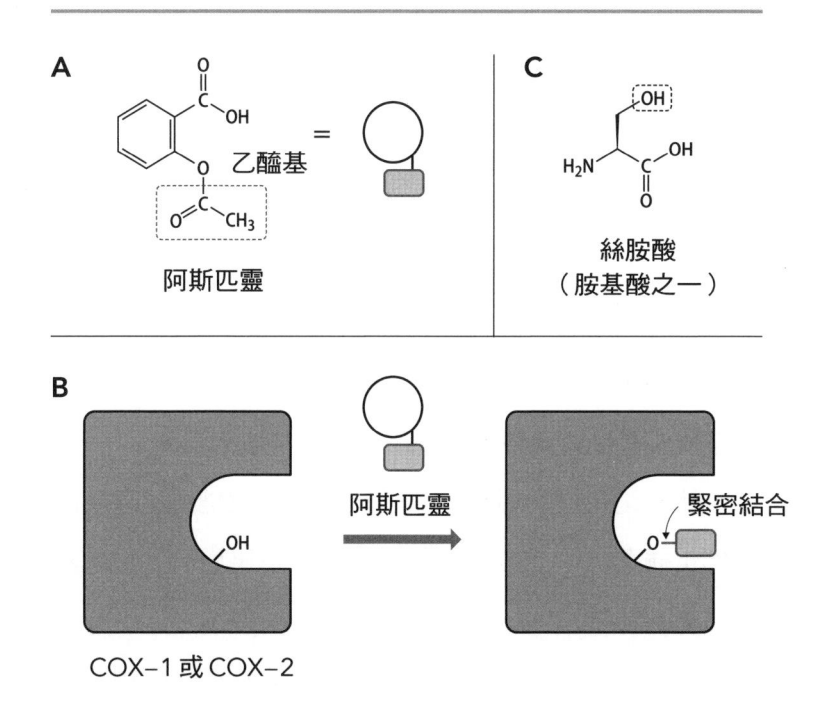

A 阿斯匹靈（乙醯基）

C 絲胺酸（胺基酸之一）

B COX-1 或 COX-2 → 阿斯匹靈 → 緊密結合

---

5. 透過抑制血小板中的環氧合酶,阿斯匹靈會阻斷血栓素 A_2 的生成。血栓素 A_2 具有促進血液凝固的作用,因此當它的生成受到抑制時,就能抑制血液凝固作用。

6 乙醯胺酚，小朋友也能服用

接下來，來聊聊常見的退燒止痛藥——乙醯胺酚（Acetaminophen）。

在指示藥品中，有東亞藥品的泰諾（Tylenol A）或米田藥品的 Popadon A。

另一方面，醫療用藥則有 Ayumi 製藥的 CALONAL A 與輝致的 Anhiba 肛門栓劑等。

那麼，讓我們先來看看乙醯胺酚的強項。其實，**乙醯胺酚不是主打藥效，而是小朋友也能安心服用**。

特別是在指示用藥中，乙醯胺酚可說是兒童專用的退燒止痛藥。即便是醫療用藥，有時也可用於嬰兒或兩歲以下的幼童。

相較之下，洛索洛芬僅限 15 歲以上才能使用。基本上，阿斯匹靈亦規定 15 歲以下不得使用。不過在某些特定情況下，例如川崎氏症 [6]（Kawasaki disease）則不

第 2 章 鎮痛藥的真相

在此限。

至於布洛芬,當乙醯胺酚的效果不足時,仍可作為替代藥,並依照5歲至15歲兒童的年齡與體重,適度增減用量。

當嬰幼兒發燒時,醫師之所以大都開立乙醯胺酚,無非是基於安全性的考量。因為乙醯胺酚的副作用最小。由此可見,如果所有退燒止痛藥排排站,**乙醯胺酚的安全性自認第二,沒人敢出頭說第一。**

此外,乙醯胺酚還有一項優點:喝了不會胃謅謅。

喝了不傷胃,因為藥效弱……

除此以外,乙醯胺酚在藥效方面也稍有不同。

那就是乙醯胺酚抑制COX–1或COX–2的作用很弱。因此,與其他退燒止痛藥相較之下,胃腸方面的副作用倒是緩減許多。

---

6. 日本醫生川崎富作在1967年所發現的疾病,又稱皮膚黏膜淋巴結症候群。原因不明,好發於5歲以下兒童。

當然，乙醯胺酚也有弱項。

那就是退燒與止痛效果，還是比不上布洛芬或洛索洛芬。此外，由於乙醯胺酚對環氧合酶的抑制力較弱，當然就不能期待抗發炎的效果。

乙醯胺酚也有「黑盒子」

聽到這裡，相信各位都問號滿天飛。老實說，乙醯胺酚如此不溫不火，還能發揮藥效，至今還沒有完全被學術界解明，目前已知大抵如下。

乙醯胺酚主要透過調節下視丘的體溫控制中樞，促使皮膚血管擴張，幫助我們的身體散熱，從而達到退燒效果。

止痛方面則是提高控管大腦視丘或皮質疼痛感的臨界點（Border line）。

此外，還能激化人體原有的耐痛神經。

另外，正如第3節所提，自2002年以來，乙醯胺酚與COX-3之間的關聯便引起了廣泛關注。然而，這種說法至今尚無定論，仍無法確定乙醯胺酚真正的作用標

的是哪種蛋白質。

總而言之,乙醯胺酚雖然長期被廣泛使用,但相較於其他退燒止痛藥,例如:洛索洛芬或布洛芬,其作用機轉仍有許多不明之處。話說回來,這也不值得大驚小怪,因為像這樣作用機轉尚未完全明瞭的藥物,其實還不少。

藥物用過頭,也會變成毒

最後,讓我從化學視角,說明乙醯胺酚可能引起的副作用。雖然前面提到乙醯胺酚很安全,但如果服用過量,還是會造成肝臟的負擔。

和其他藥物一樣,乙醯胺酚也會在肝臟中經由酵素的作用進行化學反應,進而轉變分子結構。

與副作用相關的結構,大概有下幾種(見第83頁圖2-10)。

① 在肝臟中,部分乙醯胺酚會經由細胞色素P450 (Cytochrome P450)酵素代謝,轉換為毒性代謝物

NAPQI（乙醯胺酚→分子A）。精準的說，是因為CYP2E1這種酵素的作用，才變成具有毒性的分子。

② 分子A與肝臟中的穀胱甘肽[7]（Glutathione）結合後，會進一步轉化為不具毒性的分子B（亦即分子A＋穀胱甘肽→分子B）。穀胱甘肽之所以有解毒作用，是因為它的結構有「–SH」（硫醇基），其中的「S」（也就是硫）能和毒性分子A產生反應，讓毒性被中和掉。

經過一連串代謝，乙醯胺酚會逐漸失去藥效並被代謝成分子A，之後再被轉換成容易溶於水的分子B。這些代謝物會經由尿液排出體外。因為尿液幾乎是水，這些代謝物便不會囤積在體內。

順帶一提，穀胱甘肽中的「$-CO_2H$」與「$-NH_2$」，具有親水性，也就是很容易和水融合（兩者書寫方式不同，但化學反應相同）。

---

7. 幫助清除自由基和其他氧化物質，並透過增強維生素C與E的作用，調節肝臟細胞中的酵素活性，進而促進肝臟代謝和解毒能力。

第 2 章　鎮痛藥的真相

圖 2-10　乙醯胺酚的副作用

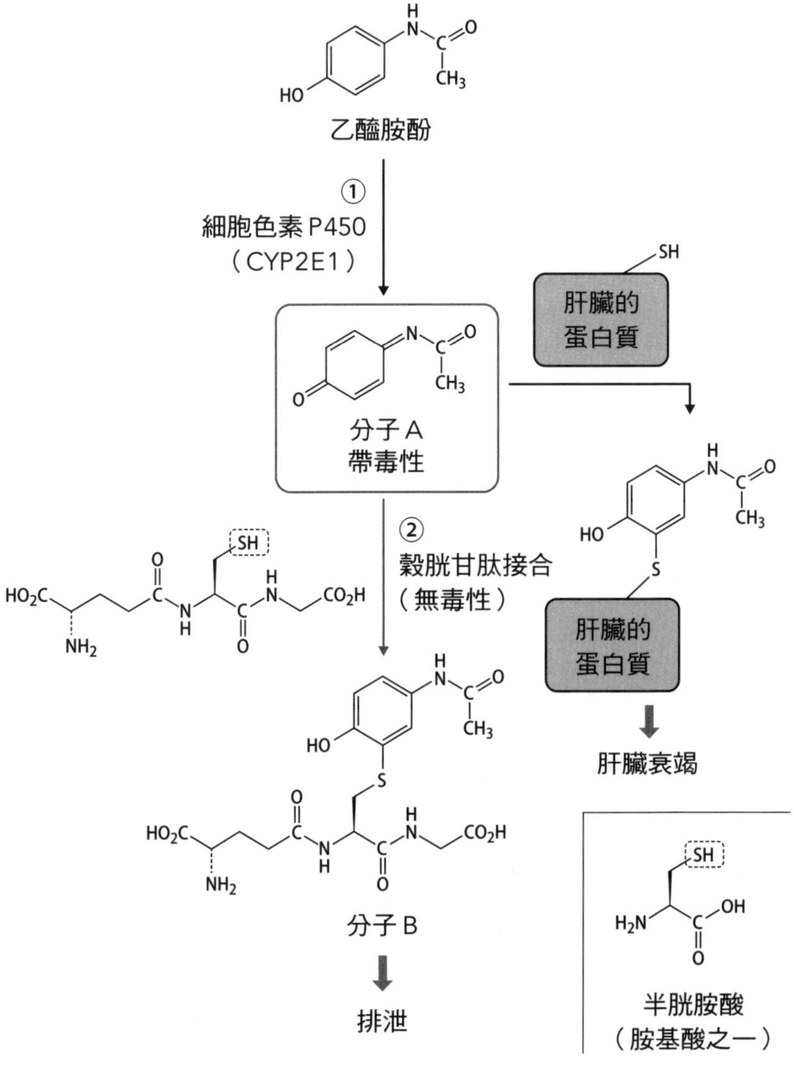

乙醯胺酚

① 細胞色素 P450（CYP2E1）

分子 A 帶毒性

肝臟的蛋白質

② 穀胱甘肽接合（無毒性）

分子 B

↓

排泄

肝臟衰竭

半胱胺酸（胺基酸之一）

像這樣,透過分子的結合,幫助排毒或將體內異物代謝排出的過程,我們稱為接合反應(Conjugation)。詳細內容就不加贅述。簡而言之,穀胱甘肽在接合後,仍會經過後續的代謝反應,隨尿液排出體外。

化學反應才是關鍵所在

為什麼藥性如此溫和的乙醯胺酚,對人體也會產生副作用?

俗話說:「過猶不及。」關鍵就在於:帶有毒性的分子A。

當我們不聽從醫囑,想說有吃有保庇,於是多吞幾顆含有乙醯胺酚成分的感冒藥。

殊不知乙醯胺酚正帶領千軍萬馬抵達肝臟,就地轉化為帶有毒性的分子A。

理論上,當分子A與穀胱甘肽結合後,其毒性會被完全中和,並轉換成分子B。然而,當體內大量產生分子A(超過正常代謝負荷)時,肝臟中儲備的穀胱甘肽會迅速耗盡,無法有效中和這些有毒代謝物。

第 2 章　鎮痛藥的真相

　　於是，分子 A 便喧賓奪主取代穀胱甘肽與肝臟的蛋白質結合（分子 A＋肝臟蛋白質）。一旦蛋白質被破壞，將無法正常發揮功能，進而造成肝臟損傷。

　　總而言之，乙醯胺酚再怎麼溫和，如果不遵守用量，在分子 A 無法正常代謝的情況下，肝臟就會受到反噬的攻擊而衰竭。

> 此外，感冒藥的化學分子堆積在保護胃黏膜的細胞上，也是胃謅謅的原因之一。

> 為什麼？

> 蛋白質的 –SH，其實來自胺基酸半胱胺酸。事實上，穀胱甘肽也是由半胱胺酸所構成！

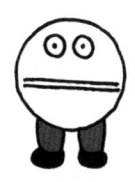

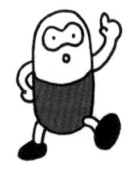

　　基於以上的理由，乙醯胺酚每天的用量不應超過 4 克。此外，肝功能較差的高齡者宜循序漸進，從每日 1.5 克以下開始，視情況調整。而肝臟疾病患者，用量

必須更嚴格,控制在每日 1.5 克以下。

市面上的成藥中,雖然不乏乙醯胺酚的感冒藥,而且副作用也相對較少,但若因為藥性溫和而擅自服用過量,反而弄巧成拙。總而言之,遵守用量是安全使用任何藥品的首要規則。

解毒機制與最佳救援

如果因為堅持有喝有保庇,硬生生讓肝臟衰竭,怎麼辦?此時,就必須請乙醯半胱胺酸(N-Acetylcysteine)出場救援。

相信不少讀者會想為什麼?就讓我用右頁圖 2-11 來解釋吧!

其中的關鍵就在於:穀胱甘肽之所以能解開分子 A 的毒性,並且排出體外,完全歸功於結構中的硫醇「–SH」(請見灰色框線)。

由於乙醯半胱胺酸也有相似的結構(–SH),因此能代替穀胱甘肽,與分子 A 結合,協助體內解毒。當穀胱甘肽無法中和分子 A 的毒性時,乙醯半胱胺酸自然是

首選的救兵。

事實上，乙醯半胱胺酸還有化痰的功效。理由也很簡單，同樣是利用結構式中硫醇的化學反應，讓喉嚨變得清清爽爽。換句話說，乙醯半胱胺酸之所以既解毒又祛痰，全是化學反應改變分子結構的結果。

由此可知，化學反應的重要性。無論是藥物的副作用，還是處理副作用的方法，其背後都與化學反應息息相關。

圖 2-11　乙醯半胱胺酸可以解毒、化痰

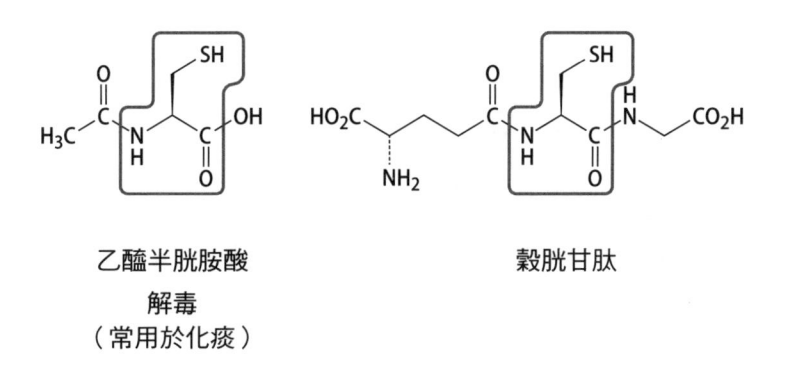

乙醯半胱胺酸
解毒
（常用於化痰）

穀胱甘肽

7 | 至今沒有讓病毒一槍斃命的感冒藥

前面,我們從最常見的退燒止痛藥說起。

相信讀者對於其中機制,已有一定了解。接下來,就來繼續談指示藥品。

一提起日本國民感冒藥之一的巴法林,或許有讀者還記得那個打動人心的廣告詞——強效又溫柔!唯有巴法林。

巴法林是針對發燒與身體疼痛研發的指示用藥,目前的商品名為巴法林 A。

當初廠商用 BUFFERIN 這個名稱,是取自於表示和緩的 buffer,與阿斯匹靈的 Aspirin。由此可見,巴法林的解熱止痛成分主要是阿斯匹靈。

有趣的是,buffer 的和緩,其實暗指不傷胃腸的意思。簡單來說,廣告的潛臺詞就是「有效又溫和,不傷

第 2 章　鎮痛藥的真相

胃的神藥──巴法林！」

總之，巴法林 A 強調的「溫柔」效果，其實來自一種合成水滑石（Synthetic hydrotalcite）的成分。它的結構很複雜，這裡就不再贅述。

簡單來說，它是一種含有鎂（Mg）或鋁（Al）元素的鹼性物質。

沒錯，這就是巴法林 A 之所以既退燒、止痛，又不傷胃的祕密武器。

其實，我們之所以胃謅謅，不外乎強酸性的胃液惹的禍。而合成水滑石的**鹼性具有中和酸性的功能。因此，才能抑制胃液的強酸**。

另外，指示用藥中除了巴法林 A 以外，還提供輕量版巴法林（Buffering light）；而醫療用藥則有巴法林複合錠 A81。這些藥品中同樣含有類似合成水滑石的成分，例如：乾燥氫氧化鋁凝膠（Dried aluminium hydroxide gel）或鋁酸鹽類。

這兩者皆是鹼性，同樣具備中和酸性的功能。

巴法林系列產品中，獅王還推出以布洛芬與乙醯胺酚為主的 Bufferin premium 與 Bufferin lunai 等兩種退燒

089

止痛藥。

另外，廣告詞也隨著時代的轉變，打出「巴法林止痛又不礙事」，搶攻上班族與勞工市場。換句話說，巴法林不像其他止痛藥，喝了就整日昏昏欲睡。

相信不少人都有喝完感冒藥就昏昏欲睡的經驗，這部分我們稍後再說。同樣是退燒止痛劑，但主打「服用後也能生龍活虎」，正是獅王所推出的產品訴求。

退燒止痛藥的擂臺賽

接下來，我們要介紹由第一三共製藥所銷售的LOXONIN S系列產品。這系列有多種版本，例如：加強型（Plus）與高效型（Premium），那麼，它們之間到底有什麼差異？

讓我們從基本款的LOXONIN S看起吧。

主要成分同樣以洛索洛芬為主，但洛索洛芬鈉含量為60毫克。

接著是LOXONIN S plus。它與基本款含有同樣劑量的洛索普洛芬，另外還添加了氧化鎂（Magnesium

第 2 章　鎮痛藥的真相

oxide），以保護胃黏膜。

這種效果有點類似添加在巴法林 A 中的合成水滑石，都是具鹼性、能中和胃酸的物質。

此外，氧化鎂還有助於排便。例如：健榮製藥的氧化鎂 E 便祕藥、大正製藥的 Colac Mg，都是指示用藥中常見的便祕藥。

那麼，高效型又有什麼特別之處？身為 LOXONIN 系列之一，洛索洛芬當然也是基本配備。

不同的是，高效型的產品額外添加了偏矽酸鋁酸鎂（Magnesium aluminometasilicate），透過酸鹼中和，保護胃黏膜，讓我們不再胃謅謅。

不要當感冒糖漿喝

話說回來，高效型的退燒止痛效果當真所向無敵嗎？實則不然，因為服用說明中，白紙黑字寫著**切忌長期服用**。

另一方面，除了主打退燒止痛的功效外，還添加感冒藥常見的丙烯異丙乙酸尿、無水咖啡因（Caffeine

anhydrous）等止痛成分。

對於緩減感冒的症狀而言，丙烯異丙乙酸尿與無水咖啡因的作用，看似與一般退燒止痛藥無異相同。

事實上，前者屬於鎮靜劑，也是市面上暈車藥的主要成分。

例如：佐藤製藥的雅寧錠家庭版（Airmit sato F[8]）與日邦藥品工業的暈車藥[9]（同為指示用藥）。

因為添加了丙烯異丙乙酸尿，當我們頭痛腦熱到不行，恨不得直接躲進被窩睡上一覺時，具有鎮靜效果的 Loxonin S premium 無疑是最佳選擇。

然而，必須注意的是，要避免長期服用，以免產生藥物依賴。

此外，丙烯異丙乙酸尿與退燒止痛藥一起服用，也可能會引起皮膚出疹發癢（藥物過敏）的症狀。

因此，LOXONIN S premium 即便比其他退燒止痛藥來的快速、有效，但除非身體真的撐不住，還是不要

---

8. F ＝ Family，Sato ＝佐藤。
9. 原文為レジャール錠，日本官網尚無英文名稱，音譯為 Rejāru 錠。

當感冒糖漿喝比較好。

另外,某些感冒藥中常見的溴化纈草酸尿素(Bromovalerylurea)也屬於類似的鎮靜成分,同樣容易引起嗜睡。因此,如有開車或操作機械,服用時要特別留意,或事先向藥師諮詢。

另一方面,相較於丙烯異丙乙酸尿的鎮靜效果,無水咖啡因則能刺激中樞,讓大腦與骨髓連接的中樞神經處於亢奮狀態。話雖如此,只要感冒藥添加丙烯異丙乙酸尿,還是會讓人昏昏欲睡。

以洛索洛芬鈉錠劑系列來說,洛索洛芬的含量依序為 LOXONIN S → LOXONIN S plus → LOXONIN S premium。基本款的 Loxonin S 最為溫和,但藥效普通;LOXONIN S premium 強而有效,相對價格也不便宜。

感冒藥真的喝了就好?

作為國民藥品,指示藥品的感冒藥幾乎是藥廠的兵家必爭之地。藥妝店架上的成藥也是林林總總(下頁表2-2),而且多數都標示為感冒藥或綜合感冒藥。

表 2-2　藥妝店常見成藥

商品名稱	藥廠
Estac Eve	SS 製藥
新康泰克綜合感冒藥	葛蘭素史克藥廠股份有限公司（GSK Consumer Healthcare）
Jikinin 綜合感冒藥 First Neo	全藥工業
Stona Family 綜合感冒藥	佐藤製藥
Pylon PL 綜合感冒藥	塩野義製藥
百保能 ACE Pro 感冒藥	大正製藥
Benza Ace A 感冒藥	合利他命藥品

這些市面上常見的成藥，針對各種感冒症狀，提供不同的有效成分。例如：除了退燒、止痛以外，還有止鼻水或止咳的效果（右頁表 2-3）。

有關抑制鼻水的成分，留待後面詳細解說。至於其他抑制延腦（Medulla Oblongata，中央神經系統一部分）

表 2-3　針對各種感冒症狀，提供不同的有效成分

效果	成分
解熱、止痛	布洛芬、乙醯胺酚
阻斷鼻水	氯苯那敏（Chlorpheniramine，易嗜睡）
止咳	二氫可待因（Dihydrocodeine）、右美沙芬（Dextromethorphan）
去痰	溴己新（Bromhexine）、卡玻西典（Carbocisteine）
舒緩支氣管	消旋鹽酸甲基麻黃（dl-Methylephedrine hydrochloride）
其他	咖啡因、丙烯異丙乙酸尿（嗜睡）

咳嗽中樞的止咳藥，或是去痰藥，本書就不再贅述。

雖然這些感冒藥能緩解身體的不適，但並不能杜絕病毒，讓感冒得到完全的根治。

事實上，引起感冒的多為腺病毒（Adenovirus）、鼻病毒（Rhinovirus）或冠狀病毒（Coronavirus）。

遺憾的是,即便藥品的研發日新月異,至今卻仍然無法讓這些病毒一槍斃命。因此,我們能做的就是透過成藥,讓自己喘一口氣。同時,強化自身的免疫系統,讓病毒退避三舍。

第 2 章　鎮痛藥的真相

| 藥物小學堂 | 孕婦與哺乳中婦女的用藥須知 |

　　對於準媽媽或可能懷有寶寶的女性而言，服藥時必須特別注意，以免傷及腹中胎兒。

　　就如同第 1 章所述，藥物發揮藥效是透過血液，傳達到身體各處。

　　雖然母體與胎兒各自擁有獨立的血液循環系統，但胎兒的氧氣或養分都是經由胎盤由母體提供的。

　　由此可知，母親服用的部分藥物必然隨著血液，順著胎盤滲透進去。這些藥物或許無害，但也可能導致流產、胎兒畸形或先天失調（例如內臟機能缺陷或發育障礙等）。

　　此外，哺乳也不可小覷。當媽媽因為頭昏鬧熱，喝了感冒藥以後，這些化學成分會隨著母乳，餵進小寶貝的嘴裡。話雖如此，也不代表媽媽就不能看病。

　　如果身體不適，務必諮詢醫師或藥師的專業意見。無論是醫療用藥，還是指示用藥，都應交由專業人士協助處理。

第 3 章

過敏的對抗之道

☑ 過敏,是身體對抗外來物的機制。
☑ 一過敏,就不停流鼻水、打噴嚏?
☑ 過敏藥物是萬靈丹?
☑ 花粉症藥是失眠救星?

1 人體對付異物的防禦機制

　　本章將介紹治療花粉症的藥物。春天一到,許多人會感到相當不適(我也是其中之一)。其原因眾所周知,是因為花粉進入體內。對植物而言,花粉是授粉所必需的,但對人體來說,卻是異物,會引起不良反應。

人體內建的防禦系統

　　人體對於異物的辨識,當然不僅限於花粉。蜱蟎(Acari)、黴菌、細菌或病毒等,都可能成為過敏原,甚至有些病菌還可能引發傳染病。

　　面對這些異物的入侵,人體自有一套防禦系統。簡單來說,就是我們的身體機制能阻擋異物進入體內,或在異物入侵時保護身體不受影響。

　　為了讓各位更清楚花粉症藥劑的藥效所在,在進入

第 3 章 過敏的對抗之道

主題以前,我們先來了解人體對付異物的防禦機制。

事實上,人體的防禦系統,基本上是透過以下兩道關卡保護自我(圖3-1)。

圖3-1 人體的兩道防禦系統

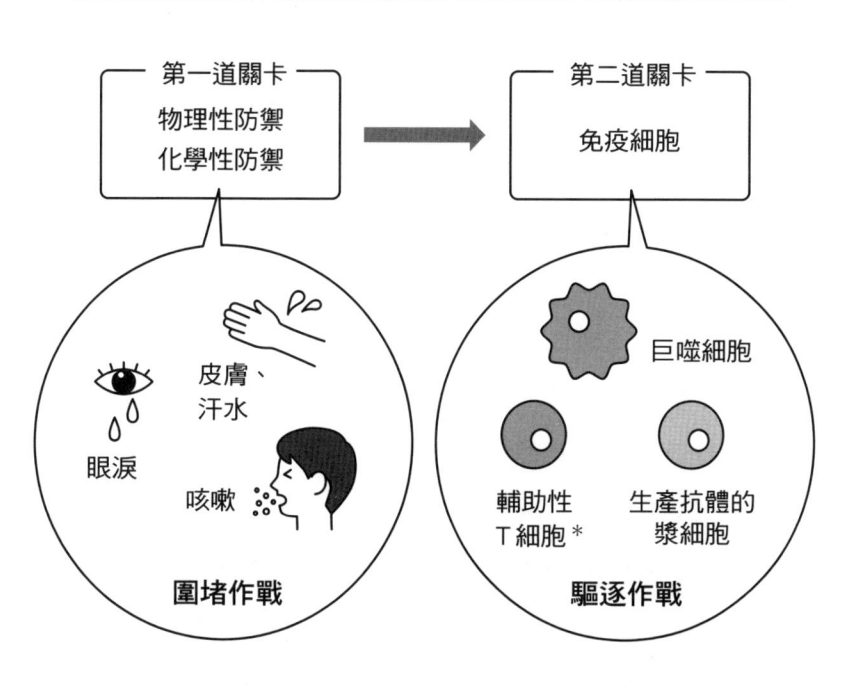

```
┌─ 第一道關卡 ─┐        ┌─ 第二道關卡 ─┐
│  物理性防禦  │   →    │    免疫細胞    │
│  化學性防禦  │        │                │
└──────────────┘        └────────────────┘
```

第一道關卡:眼淚、皮膚、汗水、咳嗽 —— 圍堵作戰

第二道關卡:巨噬細胞、輔助性T細胞*、生產抗體的漿細胞 —— 驅逐作戰

＊ T helper cell,會協助活化漿細胞(Plasma Cell,亦稱效應B細胞)產生抗體,也可協助細胞毒性T細胞及巨噬細胞發揮免疫功能。

首先，我們來看第一階段的防禦機制，也就是物理性防禦、化學性防禦。

所謂物理性防禦，指的是透過物理的手段，例如咳嗽、噴嚏或痰等，從體外圍堵。

而化學性防禦則是指眼淚或鼻水，就是前面提過的溶菌酶（第29頁）。溶菌酶不僅具有抗菌功能，還能殺死部分病菌。

說到眼淚，大家或許會想到連續劇中生離死別的場景；至於鼻涕，小時候媽媽總會說：「快擤擤，髒死了！」但從化學反應的角度來看，其實這些都是人體抵抗異物入侵的防禦系統。

此外，皮膚也是人體的第一道關卡。試想我們的身體為什麼會有皮膚？無非是透過物理性手段防止病菌侵襲。反過來說，倘若這個關卡被撕開一條縫？例如：手指受傷。此時，病菌就會趁虛而入。還記得我們從小被嚇到大的破傷風嗎？就是傷口沒有好好處理，感染土壤中的破傷風梭菌（Clostridium tetani）所引起的。

除了物理性防禦以外，皮膚還具備化學性防禦機制。事實上，**病菌最怕酸性的環境**。因此，**皮脂或汗水**

第 3 章　過敏的對抗之道

的弱酸性可以有效抑制病菌的繁殖。

由此可見，皮膚對人體的重要性。不論是物理性還是化學性，都構築了人體的第一道防禦關卡。

話說回來，各位還記得第 2 章提過，胃液是酸性的嗎？其實，這也是身體的化學性防禦系統之一。當病毒不小心隨著食物下肚時，胃液的強酸就能發揮殺菌的功效。以上就是人體透過外在皮膚或黏膜，抵擋異物入侵的第一道關卡。

第二道關卡的迎戰

即便我們的身體有第一道防禦系統把關，也難免有頑強的病菌。但，別怕！還有第二道關卡。

而坐鎮第二道關卡的，就是第 2 章提過的**免疫細胞。免疫細胞如同糾察隊，專門盯著入侵體內的異物，預防宵小作亂。**

更重要的是，免疫細胞分工明確。有一口殲滅異物的殺手，有偵察敵情、傳遞訊息的哨兵，有讓異物自動投降的抗體（Antibody），有收拾門戶（遭感染的細

胞）的清除大隊。免疫細胞的功能就不在此贅述，但絕對比我們想像的多。免疫細胞的分工大致如下（詳細見圖3-2）。

圖3-2 免疫細胞的分工

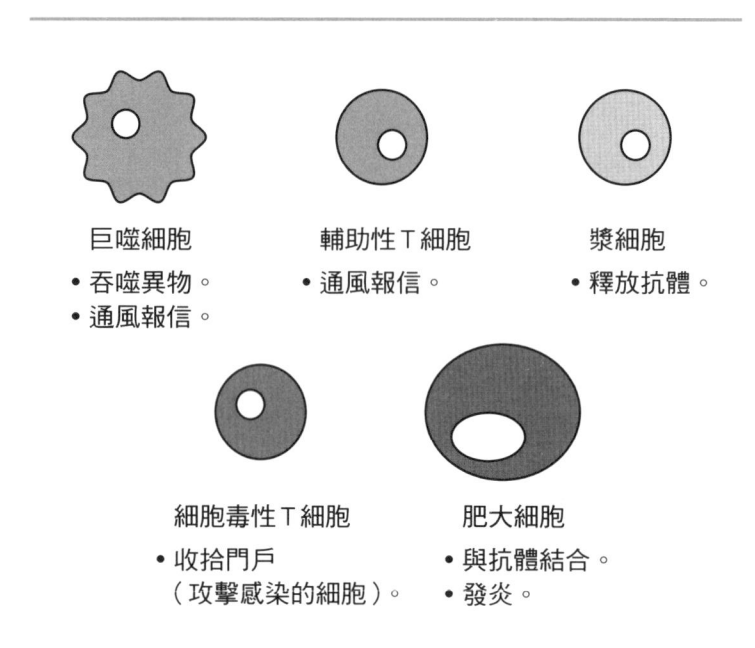

巨噬細胞
- 吞噬異物。
- 通風報信。

輔助性T細胞
- 通風報信。

漿細胞
- 釋放抗體。

細胞毒性T細胞
- 收拾門戶（攻擊感染的細胞）。

肥大細胞
- 與抗體結合。
- 發炎。

抗體的終生追殺令

我們的身體除了靠免疫細胞各司其職以外，還有一

項殺手鐧——漿細胞會產生抗體,以便對付異物。

尤其是在春暖花開的季節中,這些抗體能抵擋花粉症出來搗亂。

說起來,**抗體來自於蛋白質,而且嫉惡如仇。誇張一點說,遇到入侵的異物,幾乎是來一個殺一個。**

如同下頁圖3-3所示,抗體的結構類似英文字母Y,Y分岔的一端會和異物結合。不論是哪一種異物,只要被掐住,便會自動產生抗體。

各位還記得受體的鑰匙與鎖孔的關係嗎?沒錯,抗體的結構也是如此。

從下頁圖3-3可以看到,抗體Y字的下方共有IgM、IgG、IgA、IgE與IgD等五種結構。

其中,Ig是免疫蛋白球(Immunoglobulin)的簡稱,也就是抗體。

這五種抗體各有各的角色。例如:IgM是在病菌感染初期時發揮作用;IgG則是病程後期的主力。IgA是存在於腸內的抗體,嬰兒可以藉由母乳獲得抵抗力。至於花粉症的主因則是IgE,相關機制我們會在下一節詳細說明。最後是IgD,其功能目前仍不明。

我們的身體一旦產生抗體，便會記錄資訊。換句話說，倘若日後再次感染同樣的病菌時，相對應的抗體大軍便會群起攻之。

圖3-3　5種抗體結構

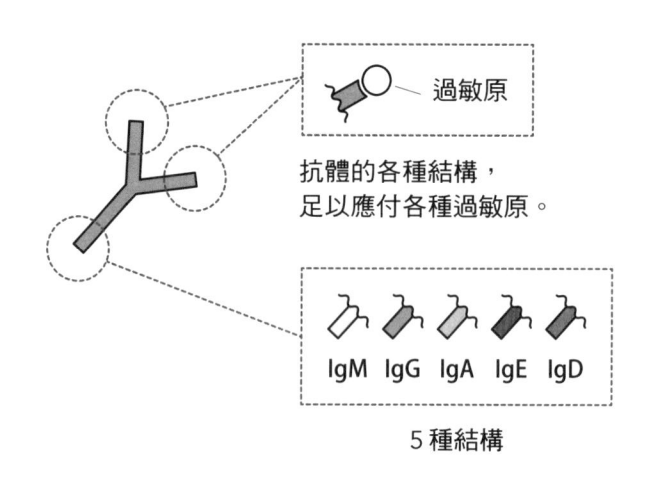

過敏原

抗體的各種結構，
足以應付各種過敏原。

IgM　IgG　IgA　IgE　IgD

5種結構

例如：疫苗（Vaccine）就是利用抗體的機制。不論是小時候打的預防針，或是接種流感疫苗，都是針對特定病菌，透過抗體所採取的防範對策。相關解說請參閱第4章。

接下來，讓我們來探討花粉症。

2 花粉症的形成原因

那麼，接下來我們就正式來談談花粉症。當花粉進入體內時，究竟會引發什麼反應？

首先，關鍵在於：人體內的一種物質，叫做「組織胺」（第38頁）。

我們之所以會狂打鼻涕或噴嚏，是因為**人體受到花粉的刺激，而釋放大量組織胺**。

雖然有點複雜，但請務必記住：正是組織胺在體內發揮作用，才會出現花粉症的症狀。

事實上，在花粉症發作的前後，體內的反應完全不同。下頁圖3-4就是症狀尚未出現時，身體內部所發生的反應。

當花粉的成分（蛋白質）隨著季節性漫飛，從鼻子黏膜鑽進人體，這些花粉正是引發過敏的元凶，亦即過敏原。

此時，當免疫系統偵測到異物入侵，便會針對過敏原產生特異性的抗體——IgE。這些IgE抗體會牢牢「咬住」過敏原，並進一步啟動免疫細胞的攻擊反應。

如圖3-4所示，Y字形抗體的分叉端，正是與過敏原結合的部位。

圖3-4 花粉症發作前的狀態

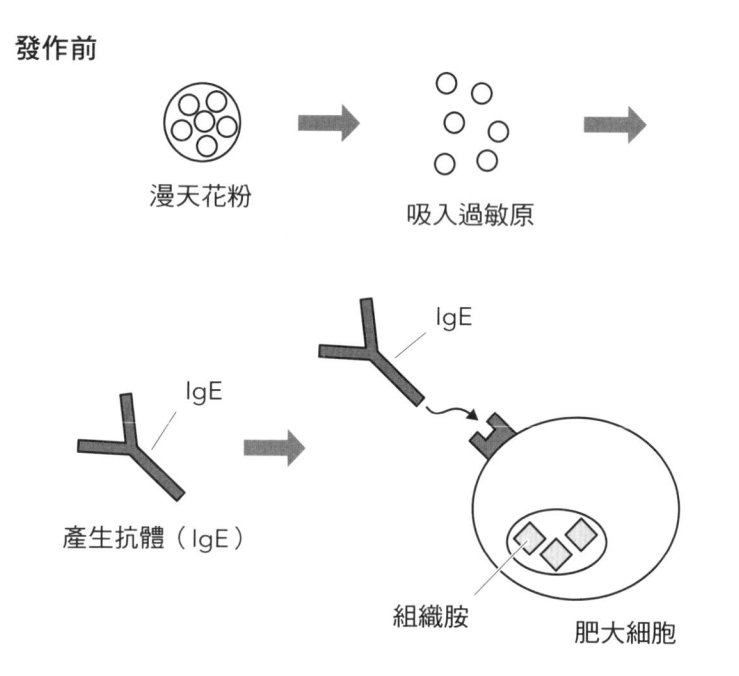

發作前

漫天花粉　　吸入過敏原

產生抗體（IgE）

組織胺　　肥大細胞

另一方面，Y字形下方還有一個肥大細胞（免疫細胞之一）。這個細胞存在於鼻子的黏膜附近，結構上來說，就是連接著IgE尾端的部分。而花粉症的關鍵——組織胺就隱藏在肥大細胞中。

說到這裡，組織胺總算登場了。不過，在這個階段它還沒有被釋放。當我們長期接觸花粉，體內IgE會逐漸累積。等到下次再吸入花粉時，這些花粉會刺激肥大細胞，使其釋放組織胺，進而引發過敏反應。

這個過程可參考下頁圖3-5。

當我們吸入花粉以後，過敏原與附著在肥大細胞上的IgE抗體結合，肥大細胞便會釋放組織胺。

接著，這些組織胺會與鼻子黏膜中神經細胞上的組織胺受體結合，引發流鼻涕、打噴嚏等症狀，幫助身體排除過敏原。

雖然這是身體的防禦機制，但不可諱言，花粉症已造成不少人的困擾。所以，還是得靠藥物解決。

那麼，藥物機制又是如何解決難題？我們將在下一節介紹。

圖3-5 花粉症發作後的機制

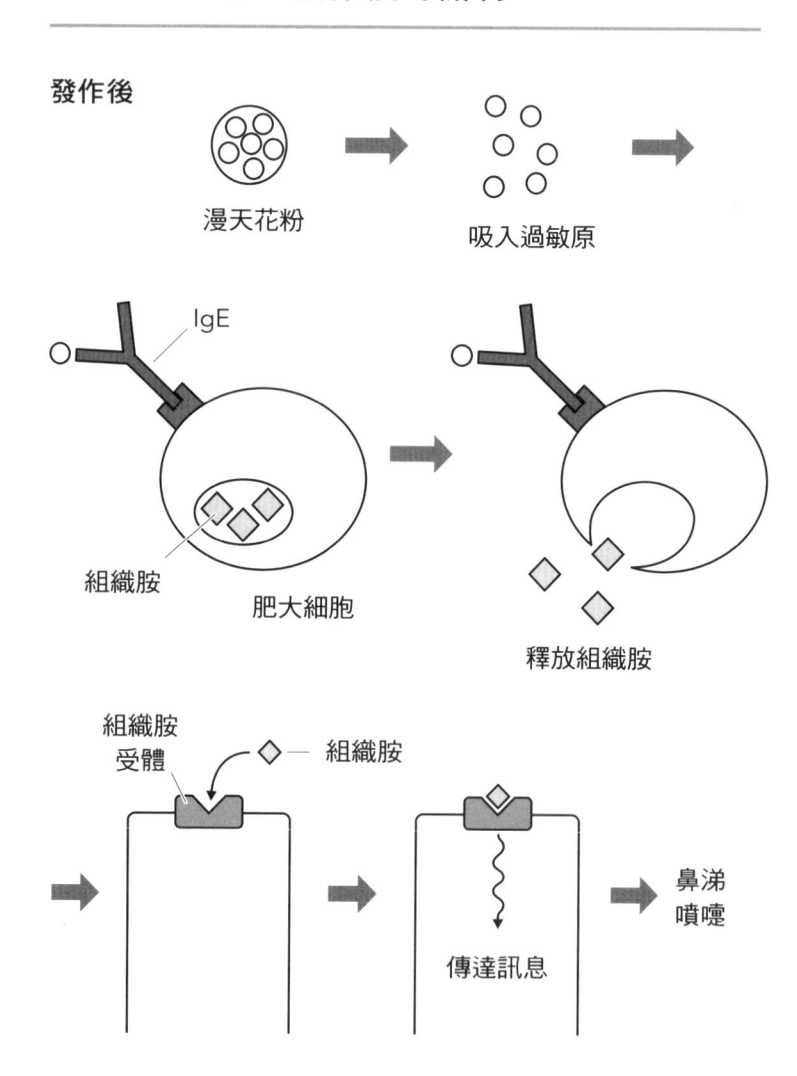

發作後

漫天花粉 → 吸入過敏原 →

IgE

組織胺

肥大細胞 → 釋放組織胺

組織胺受體 ◇— 組織胺

→ 傳達訊息 → 鼻涕 噴嚏

3 抗組織胺，有效但嗜睡

前面提到，有些人一到春天就會狂流鼻水、打噴嚏，是因為組織胺與組織胺受體結合，才會引發過敏。最便捷的解決方法，就是從組織胺下手。例如：各種抗組織胺的指示用藥。

如下頁圖3-6所示，抗組織胺藥的原理，是搶先與組織胺受體結合。如此一來，組織胺無法發揮作用，我們便能從鼻涕與噴嚏的地獄中，獲得解脫。

所謂花粉症，元凶當然是透過鼻子黏膜鑽入體內的花粉（過敏原）。

然而，**抗組織胺對付**的卻不是花粉，而是**受到過敏原刺激釋出的組織胺大軍**。

圖 3-6　抗組織胺會搶先結合受體

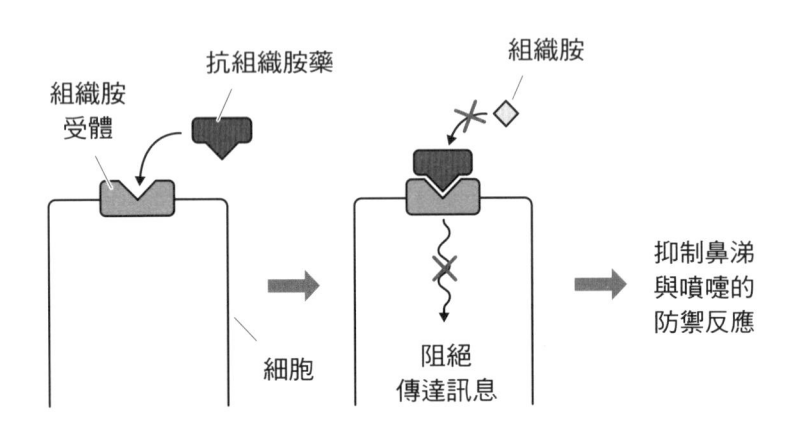

[組織胺受體 / 抗組織胺藥 / 組織胺 / 細胞 / 阻絕傳達訊息 → 抑制鼻涕與噴嚏的防禦反應]

第一代過敏藥的昏昏欲睡

既然抗組織胺是對付花粉症的利器。那麼，市面上又有那些成藥含有這些成分？

讓我們從第一代說起吧。

當時，常見的抗組織胺包括氯苯那敏、苯海拉明（Diphenhydramine）、克雷滿汀（Clemastine），以及異丙嗪（Promethazine）等。

這些藥物有個共通點，那就是服用後，容易嗜睡。

第 3 章　過敏的對抗之道

　　因此,即便受花粉症所苦,若必須開車或從事需要操作機械等高風險工作,反而不宜服用第一代抗組織胺。另外,抗組織胺並非僅用於鼻炎過敏藥。事實上,也常見於綜合感冒藥等指示用藥。購買時,最好事先確認成分,以免服用後昏昏欲睡。如下頁圖 3-7 所示,第一代抗組織胺的結構式與部分市售指示用藥的成分相似,這也說明了它們的嗜睡副作用來源。

　　另外,有些人睡不著時服用的安眠藥,例如:皇漢堂製藥的 Riposmin 或 SS 製藥的 Drewell 等,也是巧妙利用苯海拉明(抗組織胺)的嗜睡特性。

　　對於花粉症患者來說,第一代抗組織胺的嗜睡特性,無疑是副作用;但用於解決失眠問題,卻又恰如其分,簡直是水能載舟、亦能覆舟的最佳演繹。

　　第一代抗組織胺雖然是花粉症患者的福音。但不可諱言,喝了藥就昏昏欲睡的副作用,讓家庭主婦、上班族或學生只能強撐眼皮,與睡神奮戰。於是,人類的睿智再次展現,讓我們慢慢看下去。

圖 3-7　第一代抗組織藥物的結構式與常見指示用藥

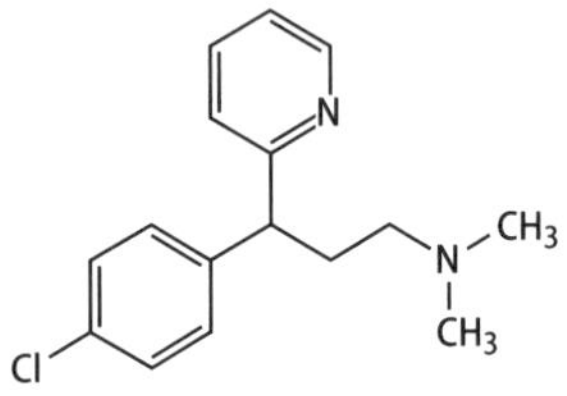

氯苯那敏

Estac Eve（SS 製藥）
百保能 S Gold W（大正製藥）
Jikina 鼻炎膠囊 S（富士藥品）

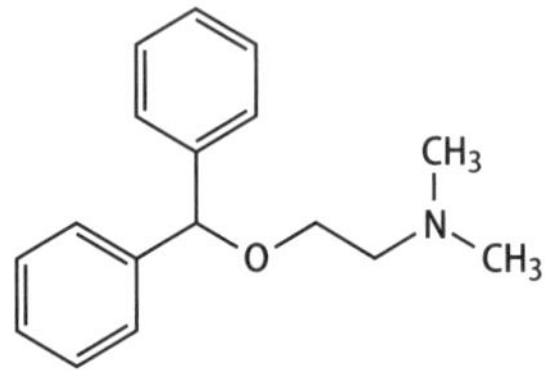

苯海拉明

Restamine 興和糖衣錠
（興和製藥）

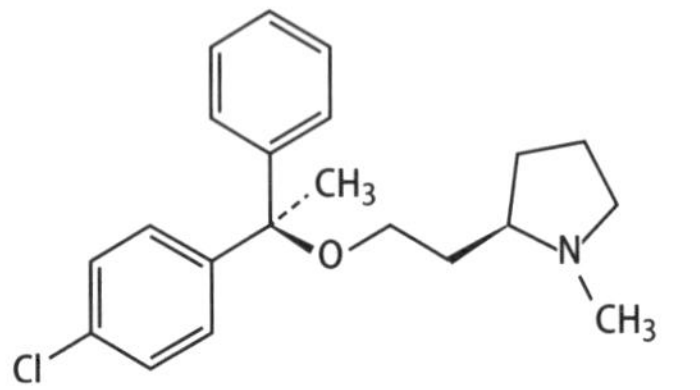

克雷滿汀

新露露 A 錠 S
（第一三共製藥）
龍角散早晚鼻炎膠囊（龍角散）

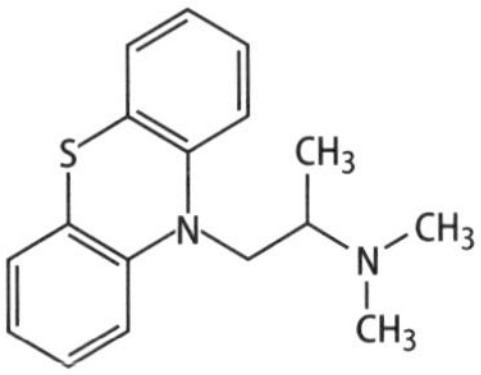

異丙嗪

Pylon PL 感冒藥
（塩野義製藥）

4 第二代組織胺的優點

前面說過,第一代抗組織胺藥物雖然效果好,但會嗜睡是個問題。其實,追根究柢,這種副作用是因為藥效穿透血腦屏障(Blood-brain barrier)所引起的。大腦作為身體的總司令,主要負責接收資訊,並下達指令維持身體運作。然而,當抗組織胺藥進入腦後,一向英明神武的大腦便開始短路。

於是,我們的意識漸漸矇矓、四肢放鬆,接著開始想睡覺。

有些讀者可能會想,大腦難道沒有組織胺?

沒錯,不論是否有花粉症反應,我們的大腦本來就存在組織胺。

事實上,**我們之所以不會像睡美人般睡個不停,正是因為大腦的組織胺與神經細胞的組織胺受體結合後,啟動覺醒開關,讓我們保持清醒。**

反過來說,當抗組織胺搶先占領受體,讓組織胺酸靠邊站以後,沒人啟動覺醒的開關,我們當然整日昏昏欲睡。

總而言之,就是抗組織胺擋得了花粉,卻擋不住大腦的昏昏欲睡。

相信聰明的讀者會立即反推:「既然如此,**讓抗組織胺到不了大腦,不就得了?**」

沒錯,針對嗜睡的副作用,藥廠已研發出非索非那定(Fexofenadine)、依匹斯汀(Epinastine)或西替利嗪(Cetirizine)等第二代抗組織胺藥物。

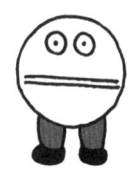

> 第二代抗組織胺,藥妝店也買的到嗎?

> 當然,例如含有非索非那定的久光製藥艾來錠FX、皇漢堂製藥的Allerbi;或是SS製藥含有依匹斯汀的Alesion 20。

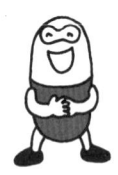

想突破大腦把關？關鍵：脂溶性

一般說來，藥物只要進入血管，便會隨著血液到達大腦，但**血液中的藥物不容易進入大腦。因為大腦有血腦屏障把關，防止化學物質趁虛而入。**

人體中有許多微血管（Capillary），直徑約為0.01毫米，負責血液和組織間的氣體與養分交換。

話說回來，微血管也有區分。例如：腦部與一般的微血管就不同。

一般微血管的內皮細胞（Endothelial cell）間有縫隙，藥物可以輕易通過（如下頁圖3-8 A）。然而，圖3-8 B的斷面圖卻截然不同。

大腦微血管的內皮細胞說是銅牆鐵壁也不為過，更何況周遭還有血管周邊細胞（Pericyte）或星形膠質細胞（Astrocyte）等層層保護。有了血腦屏障這個門神把關，一般化學物便不得其門而入。

說穿了，無非是利用**脂溶性**的特質。

化學物質可以粗分為脂溶性與水溶性。

圖 3-8 大腦微血管內皮細胞有層層保護

A 一般微血管（斷面圖）

B 大腦微血管（斷面圖）

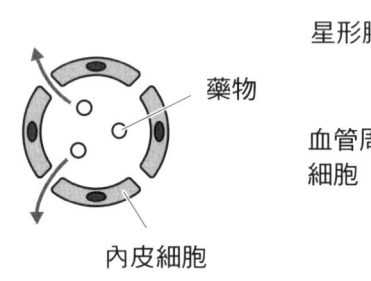

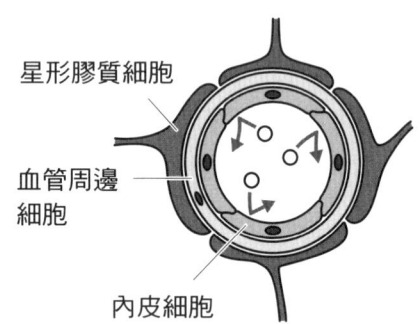

- 藥物
- 內皮細胞
- 星形膠質細胞
- 血管周邊細胞
- 內皮細胞

改編自《藥物解析 Vol.1 第二版》（醫療資訊科學研究所編撰，2021 年 Medic Media 出版），第 145 頁。

而**脂溶性正是血腦屏障的罩門**。因為雖然有細胞的層層保護，但這些細胞本身的細胞膜是脂質構造。遇到脂溶性的化學物質，只能讓敵方長驅直入；反之，遇到水溶性的化學物質，基於油水不相容，血腦屏障便能發揮門神的把關功能。

看到這裡，讀者可能會想：然後？

第 3 章　過敏的對抗之道

　　由於第一代抗組織胺具有脂溶性特質，能輕易穿過血腦屏障（圖3-9 A），進入大腦，干擾原本負責維持清醒的組織胺系統，讓我們不知不覺昏昏欲睡。

　　為了減少這種嗜睡副作用，後來科學家改良了抗組織胺的結構，使其更偏向水溶性，不易穿過血腦屏障（見圖3-9 B）。多虧人類的巧思，利用化學結構的調整，成功讓藥物進化，改善了用藥體驗。

圖 3-9　抗組織胺藥，第二代比較不會嗜睡

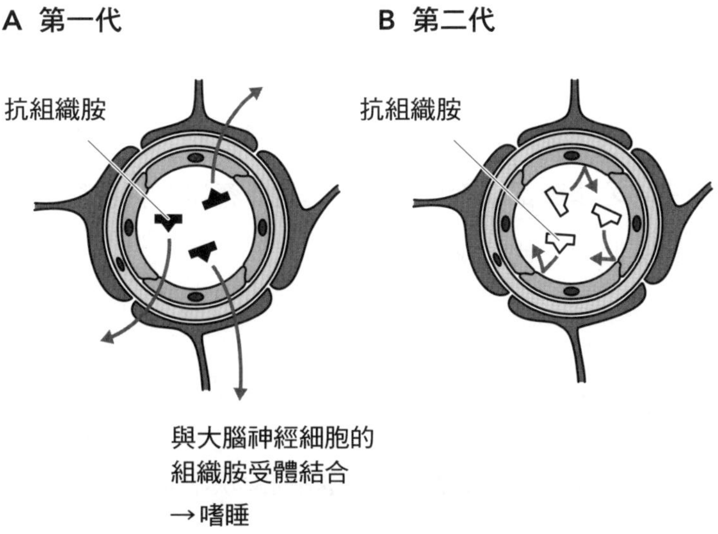

A　第一代

抗組織胺

與大腦神經細胞的組織胺受體結合
→ 嗜睡

B　第二代

抗組織胺

第一代與第二代到底有哪些差異,可以參考右頁圖3-10中A與B。艱澀的化學理論暫且不提,這裡先簡單介紹水溶性的特質。

如右頁圖3-10 B所示,第二代抗組織胺採用的是非索非那定與西替利嗪。

兩者的相同之處在於,結構式的虛線部分都有羧基(Carboxyl group)。湊巧的是,酢酸(Acetic acid)是羧基一族(按:指由一個碳原子和一個氧原子組成,帶有一個雙鍵的基〔C＝O〕),而酢酸正是醋的成分之一(見右頁圖3-10 C)。如大家所知,醋與水相溶,不會出現油水分離的現象。

換句話說,任何藥物的成分只要含有羧基,便與水溶性無異。總而言之,**善用化學結構的特性,發掘潛力分子,才是藥品研發的關鍵**。這也正是第二代抗組織胺藥物克服第一代弱點的因由。

藥物的演變史

看完第二代抗組織胺藥物如何解決嗜睡的副作用,

第 3 章　過敏的對抗之道

圖 3-10　只要含有羧基，便與水溶性無異

A 第一代

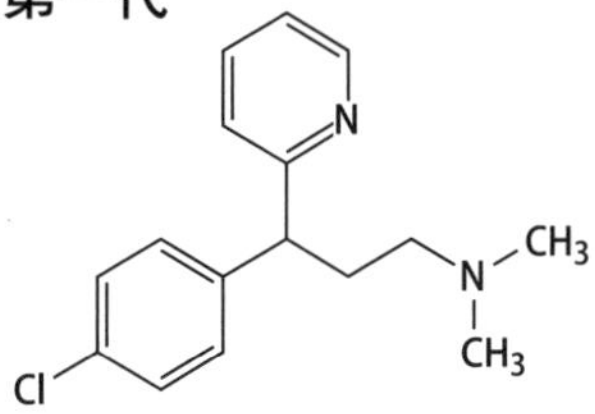

氯苯那敏 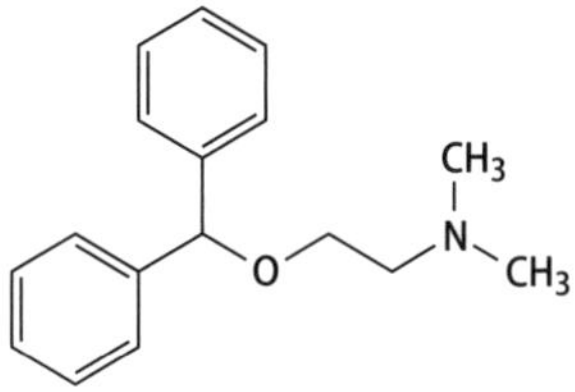　　　　　　　　　　苯海拉明

B 第二代

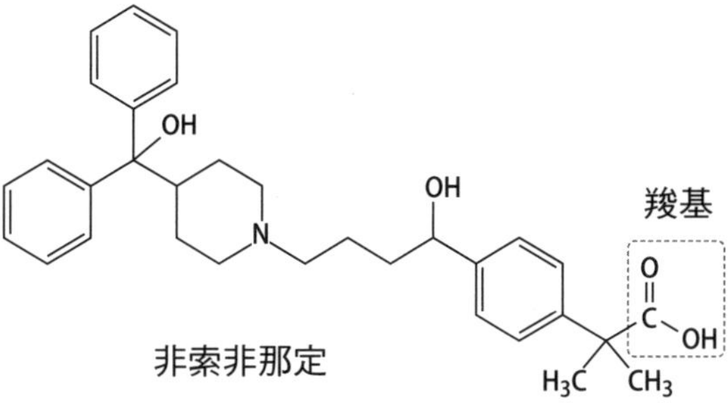

非索非那定　　　　　　　　　羧基

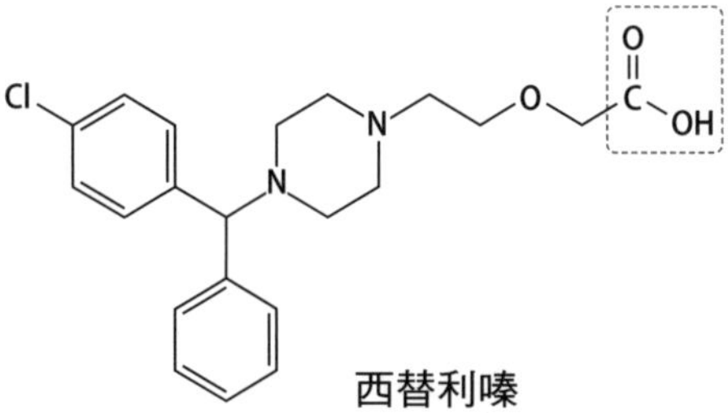

西替利嗪

C

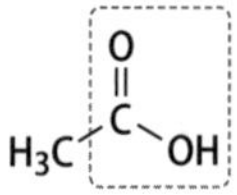

酢酸

最後來個彩蛋吧!

相信過敏患者對於艾來錠都不陌生。事實上,它的主要成分就是非索非那定。

非索非那定最初被歸類為醫療用藥,後來才逐漸鬆綁。例如:2012年久光製藥推出的艾來錠FX。

不過,有人動作更快。第一三共製藥搶先於2011年,推出同樣是指示用藥的LOXONIN S。這兩家藥廠無疑為降低過敏藥的門檻,開出另一扇窗。

這種醫療等級鬆綁的做法,我們稱為「Switch OTC」(按:非處方藥由處方藥轉變而來的藥品)。例如:久光製藥的艾來錠FX,屬於第一類醫藥品,購買時需有藥師把關。及至2016年,進一步鬆綁為第二類醫藥品後,一般藥妝店架上就可以買到。

隨著處方藥逐漸鬆綁為指示用藥,對患者而言,這無疑是個福音——不必特地跑醫院一趟,只需幾顆成藥,就能緩解鼻涕或噴嚏。

不過,正如同第2章所述,抗組織胺仍可能帶來副作用。

因此,在購買前,建議事先諮詢專業人員的意見。

第 3 章 過敏的對抗之道

| 藥物小學堂 | 藥物的相生相剋 |

　　喝藥的禁忌之一，便是混服藥品。例如：胃藥或便祕藥中的氧化鎂、氫氧化鎂（Magnesium hydroxide），就不能與部分抗菌藥（留待下一節說明）同時服用。

　　這是因為在胃中，這些藥物容易彼此結合，形成難以溶解的物質，導致抗菌藥（Antibacterial drug，又稱抗生素）無法順利被腸道吸收，降低藥效。

　　如此一來，即便吃了抗菌藥，也殺不死細菌，甚至延誤病情。

　　此外，退燒止痛藥與綜合感冒藥隨便亂吃，事情也很大條。

　　因為綜合感冒藥的成分本來就與退燒止痛藥部分重疊，強強聯手之下，更容易出現副作用。例如第 2 章說過的，布洛芬引起的腸胃不適，或乙醯胺酚帶來的肝功能異常等。

　　但不可諱言，誰不是在藥妝店抓一些胃藥、便祕藥、退燒止痛藥或綜合感冒藥，備在家裡以防萬一？有

囤貨習慣的人，吃藥時可得多加注意。

試想，成藥都不能當雞尾酒般混著喝，更何況是醫療用藥。任何藥物的混用都是副作用的亂源。

那麼，該如何避免？如果是醫師開的處方箋，記得隨身攜帶用藥手冊，並且到常去的藥局領藥。

醫療用藥的眉眉角角，相熟的藥師更容易替我們把關。如果買的是非處方的指示用藥，不妨主動諮詢藥師服用禁忌和注意事項。

第 4 章

細菌和病毒的防範

- ☑ 細菌與病毒,差在哪?
- ☑ 抗菌藥與病毒藥,如何殺死病原體?
- ☑ 抗菌藥會失效嗎?
- ☑ 疫苗如何預防疾病?
- ☑ 如果疫苗屆有四大天王……。

1 什麼是菌,什麼是毒?

當我們躺在床上痛不欲生,第一個直覺就是自己被傳染了,殊不知傳染病也有好多種。除了會引起高燒的流行性感冒或新冠肺炎(COVID-19)、諾羅病毒(Norovirus)或彎曲桿菌(Campylobacter)所引起的食物中毒症狀之外,一般的感冒其實也是一種傳染病。

此外,各位讀者小時候接種疫苗,所預防的麻疹(Measles)、德國麻疹(Rubella)或結核(Tuberculosis),也都是傳染病。

由此可見,傳染病的感染源不一而足,可能來自於細菌、病毒,甚且真菌(Fungi,亦即黴菌)或原蟲(Protozoan)等細小的微生物。

雖然傳染病百百種,但我們還是從最常見的細菌與病毒看起吧。

相信各位對於細菌與病毒都不陌生。事實上,這些

第 **4** 章　細菌和病毒的防範

　　什麼菌、什麼毒，不過是微生物的一種。兩者雖然風馬牛不相及，爆發起來倒是挺相似的。

　　頭痛的是，不論是細菌或者病毒幾乎是無所不入，通常不會立即發作，而是潛伏一段時間（按：依各病狀，潛伏期天數不一。一般感冒潛伏期約1～3天，約在症狀出現的3到4天內傳染力最強，圖4-1）。

　　事實上，微生物就是趁著這段潛伏期間在體內增殖，最後才讓身體顯現出症狀。

圖4-1　細菌和病毒有潛伏期

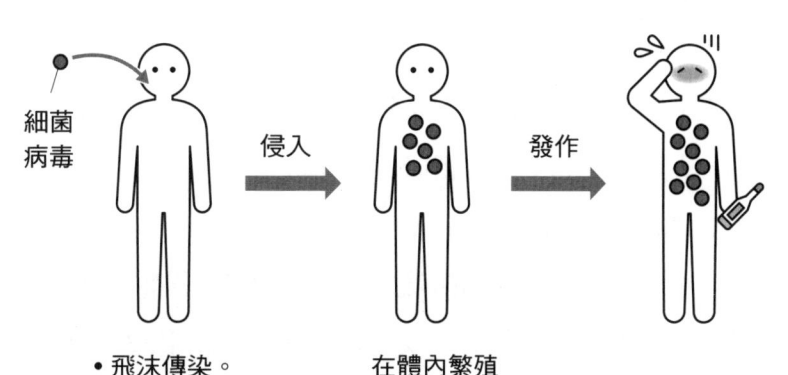

細菌病毒 → 侵入 → 在體內繁殖 → 發作

- 飛沫傳染。
- 空氣傳染。
- 接觸傳染。
- 媒介物傳染（如食物、血液或水等）。

針對體內因細菌或病毒等微生物引發的傳染病，也有相應的藥物醫治。例如：專門用來對抗細菌的抗菌藥，以及專治病毒的抗病毒藥。由於兩者鎖定的目標不同，作用機制也有所差異。

首先，讓我們來看一看，這些被鎖定的細菌或病毒是何種微生物。

細菌的黑化史

所謂細菌，是指由單一細胞構成的「單細胞生物」（Unicellular organism）。這個詞，大家應該在國中生物課學過。變形蟲（Amoeba）和綠蟲藻（Euglena）雖然不是細菌，但它們是大家熟悉的單細胞生物。相較之下，人類是由許多細胞組成，因此被分類為「多細胞生物」（Multicellular organism）。

然而，可別小看細菌就只有一個細胞，種類還真不少。例如：棒狀、葡萄狀或是螺旋狀等（見第131頁圖4-2 A）。

而且這些細胞在生理性質上也各自不同。有偏好氧

第 4 章　細菌和病毒的防範

氣，也有看到氧氣就退避三舍；甚至有些還有芽孢（細菌內孢子，Endospore）護體，能抵擋惡劣的酸性環境。

細菌微小到肉眼無法看見，因為它們的大小大約在 1 微米左右，只能透過顯微鏡觀察。

微米是什麼？

相信不少讀者腦中可能會浮現一堆問號。

1 微米等於 1 毫米的千分之一，換句話說，就是 0.001 毫米。

即便細菌小到看似無形，但它們和人類一樣，也都有作為遺傳物質的「DNA」。DNA 是 Deoxyribonucleic acid 的縮寫，中文是去氧核糖核酸。

DNA 是蛋白質的總藍圖，裡面包含著怎麼製造蛋白質，維持生命的正常運作。而蛋白質則是構成生命體的重要成分。因此，DNA 也是生命之源。

話說回來，當細菌藉由細胞分裂（Cell division）一分為二進行繁殖時，DNA 也會被一併複製。因此，每一個分裂出來的細胞都擁有完整的一份 DNA（見第 131 頁圖 4-2 B）。

當我們感染細菌以後，細菌會在體內不斷分裂、增

殖,直到傳染病症狀開始出現,也就是發病。

接下來,在說明抗菌藥機制前,讓我們先介紹兩個重要的醫學名詞。

蛋白質的製造工廠——核糖體

首先,是細胞的核糖體(Ribosome)。

我在前面曾提到,DNA是蛋白質的總藍圖,蛋白質是根據DNA所提供的資訊製造出來的,而在這個過程中,核糖體就登場了。這一連串的流程,可參考右頁圖4-2 C。

當細胞要製造蛋白質時,會先把DNA上的總藍圖複製成一種和DNA結構相似的分子[1],叫做「RNA」（Ribonucleic acid,核糖核酸）。

接著,攜帶這些資訊的RNA會和細胞內的核糖體結合。

---

1. 即轉錄（Transcription）。在生物體內,攜帶遺傳物質的DNA會藉由胞內酵素與相關蛋白質將DNA轉錄為RNA,並轉譯為蛋白質。

第 4 章　細菌和病毒的防範

圖 4-2　細胞分裂有各自的 DNA

A

B

DNA

細菌

➡ 發作

C 〈細菌〉　　　　　　　　　〈人類的細胞〉

細胞壁（cell wall）　細胞膜　DNA

RNA＊

核糖體　蛋白質

細胞膜　　細胞核（nucleus，內有 DNA）

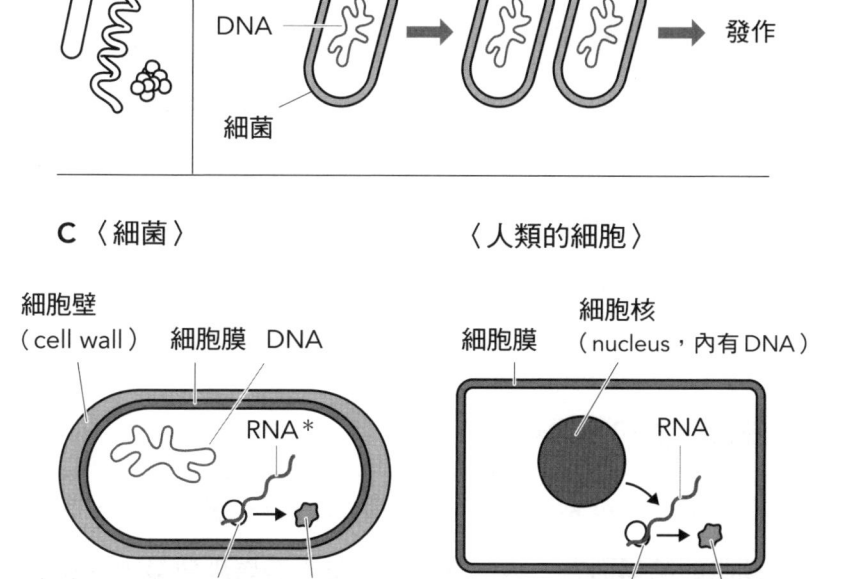

RNA

核糖體　蛋白質

DNA ⟶ RNA ⟶ 蛋白質
　　（資訊）　核糖體（資訊）

＊ 應為 mRNA（參閱第 170 頁）。

核糖體就像工廠一樣，會根據 RNA 所帶來的指令，把一個個胺基酸（蛋白質的原料）串接起來，組合成蛋白質。

我們人體的細胞裡也一樣，DNA 存在於細胞核中，而核糖體則位於細胞質（按：Cytoplasm，介於細胞膜與細胞核間的膠狀物質）。當 RNA 在細胞核中取得 DNA 的資訊後，會離開細胞核，前往細胞內的核糖體，開始製造蛋白質。

換句話說，**核糖體就是蛋白質的製造工廠**。

細胞壁的有與無

另一個重點是，細菌的細胞外圍有一層細胞壁。**就細胞的結構而言，這一層防護正是人類與細菌最大的差異點。**

從圖 4-2 C（第 131 頁）可看出，我們的細胞雖然包覆細胞膜，但細菌還多了一層細胞壁。

第4章　細菌和病毒的防範

病毒之渺小，連細菌都得滾邊站

病毒一詞源自於拉丁語的毒液（Virus），大小約在100奈米左右。1奈米等於1微米的千分之一。由此可見，病毒比細菌小許多（100奈米＝0.1微米）。

近代細菌學鼻祖路易・巴斯德（Louis Pasteur），雖然研發出狂犬病疫苗，但當時並未發現狂犬病病毒。

此外，日幣千元鈔上肖像的野口英世也曾熱衷於研究黃熱病（Yellow fever），但同樣未能找出致病原的「黃熱病毒」（Yellow fever virus）。

原因就出在病毒太小。直到發明電子顯微鏡以後，透過精密的檢測能力，人類才終於找出病毒的真面目。

病毒的體積與細菌差了十萬八千里，當然不可能來自於細胞。

事實上，病毒是由兩或三種結構組成，通常包含攜帶遺傳資訊的 DNA 或 RNA 分子，以及包覆基因的蛋白質外殼——衣殼（Capsid），有些病毒還有包膜（Envelope），是一層來自宿主細胞的脂質膜（見下頁圖4-3）。

圖 4-3　病毒來自 DNA 或 RNA 的分子聚合物

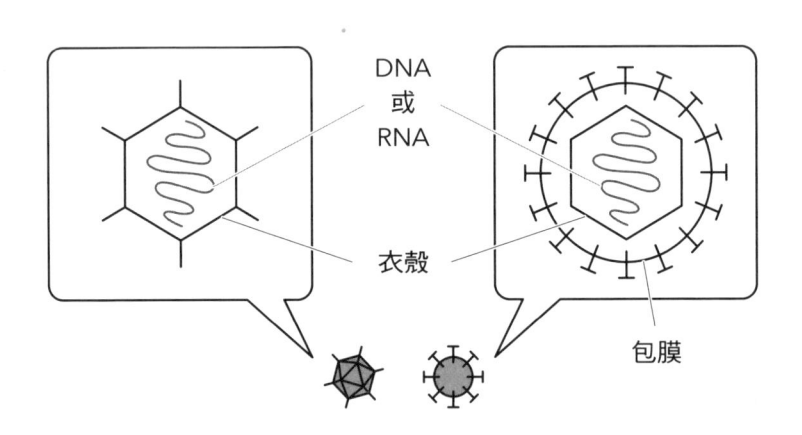

DNA 或 RNA

衣殼

包膜

一般來說，乙醇（Ethanol）是破壞病毒包膜的利器。只要是有包膜的病毒，酒精是最有效的消毒方式。

宿主才是病毒的作亂契機

病毒還有一個特徵，那就是光靠自己無法增殖，它們必須依賴感染對象的生物體，才能大量增殖。

當動植物的某些細胞不幸沾惹上病毒以後，病毒便如吸血鬼般，吸取它們的養分，讓自己不斷分裂茁壯。

第 4 章　細菌和病毒的防範

更過分的是,增殖後的病毒繼續荼毒其他正常的細胞,一步步蠶食我們的身體。

而那些感染病毒的細胞不是失去正常功能,便是凋亡──這才是病毒的殺傷力所在。

總而言之,病毒必須依附宿主才能增殖,它不像動植物或細菌,能靠吸收養分自行存活。

因此,雖然病毒被歸類為微生物,但就現實層面而言,微小是微小,單單是依附宿主的特性就稱不上生物。不過,從病毒的構造來看,它就像是埋藏在我們身體的蛋白質製造機,以便大量增殖。

言歸正傳,病毒如同細菌並非一觸即發,而是經歷一段增殖的潛伏期才會發病。此外,小到傷風感冒、大到病危、病毒的發作,通常都遵照這套標準流程。

以上是細菌與病毒的基本常識。下一節讓我們來看一看人類的攻防戰。

2 | 抗菌藥的老大——青黴素

首先，從抗菌藥說起。抗菌藥是針對侵入體內、引起疾病的細菌下手，發揮治療效果。

和前面介紹過的藥物不同，抗菌藥的作用不是針對人體自身的系統，而是針對外來的細菌。

抗菌藥的種類非常多，接下來我們會介紹幾種常見的代表性藥物。

設定標靶、鎖定目標

首先，我們要介紹 β-內醯胺類抗生素（β-lactam antibiotics）。這個名稱聽起來或許有些陌生，但你一定聽過青黴素（Penicillin，音譯為盤尼西林）吧？

這種藥物的攻擊目標是細菌的細胞壁，我們在前一節中已經介紹過——細菌具有細胞壁，但人類的細胞並

第 4 章　細菌和病毒的防範

沒有細胞壁。

利用兩者在細胞結構上的差異，人們才能做出青黴素，既殺菌又不對人體造成影響。

話說回來，青黴素的發現還有一段趣聞。

讓我們將時間回溯至1928年。英國細菌學家亞歷山大‧弗萊明（Alexander Fleming），是第一位發現青黴素的人。

當時，他正在培養一種叫做「金黃色葡萄球菌」（Staphylococcus aureus）的細菌。

有一次，他在培養細菌時，不小心讓青黴菌混入了培養皿（淺圓型玻璃器皿），但他當時沒注意到，就去休假了。

等到回來查看細菌時，他發現青黴菌周圍的細菌完全沒有增殖。換句話說，青黴菌能有效抑制金黃色葡萄球菌（見第139頁圖4-4 A）。

後來人們發現，這種青黴菌對於其他與傳染病相關的細菌也奏效。於是，弗萊明便依照青黴的屬名──青黴屬，將這種物質命名為青黴素。

到了1940年代後半，青黴素開始廣泛應用於感染

症的治療,開啟了抗生素的時代。

值得一提的是,這三位科學家因為這項卓越的貢獻,共同榮獲得1945年的諾貝爾生理醫學獎。

之後,隨著技術的精益求精,醫藥界又利用化學反應研發出人工(合成)的青黴素;此外,科學家也從其他微生物中,發現了具有類似結構的全新物質。

如右頁圖4-4 B所示,這類藥物都具有共同的結構——β-內醯胺環(β-lactam ring),因此被統稱為β-內醯胺類抗生素。

時至今日,人們已開發出許多不同種類的β-內醯胺類抗菌藥,但它們對抗細菌的機制基本上是相同的。

正如前面所提到的,這類藥物的攻擊目標就是——細胞壁。

細菌的細胞壁主要由肽聚醣(Peptidoglycan)構成,這種結構是由許多肽聚醣單體(Murein monomer)聚合而成。

肽聚醣單體是由兩個六角形的醣衍生物——N-乙醯葡萄糖胺(N-Acetylglucosamine)與N-乙醯胞壁酸(N-Acetylmuramic acid),再加上由五個胺基酸組成的

第 4 章　細菌和病毒的防範

圖 4-4　青黴素能抑制細菌

A

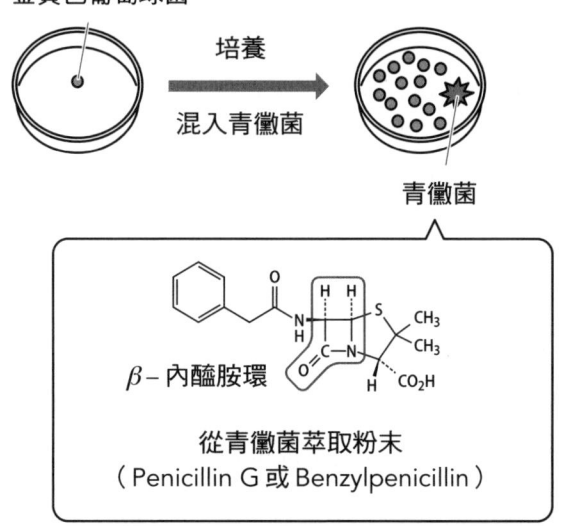

金黃色葡萄球菌 → 培養 混入青黴菌 → 青黴菌

從青黴菌萃取粉末
（Penicillin G 或 Benzylpenicillin）

β-內醯胺環

B

阿莫西林（Amoxicillin）
（合成青黴素）
商品名：Sawacillin、Pasetocin。

頭孢子菌素 C
（Cephalosporin C，萃取自真菌）

短肽鏈所構成（見第 142 頁圖 4-5 ①）。

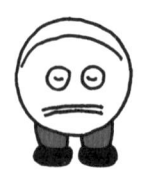

> 天啊，一大堆沒聽過的化學名詞。

> 昆蟲或甲殼類動物的身體之所以又硬又有彈性，就是來自於 N-乙醯葡萄糖胺。例如：外殼的幾丁質（Chitin）。

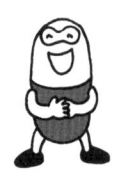

如第 142 頁圖 4-5 ②所示，由數個肽聚醣單體連結而成的肽聚醣鏈，會在相同的酵素作用下，透過胺基酸彼此交聯（見第 143 頁圖 4-5 ③）。此時，新的五個胺基酸會將兩條肽聚醣鏈連接起來，原本連接的一個胺基酸則會脫落。

最後，肽聚醣鏈會像編織布料一樣縱橫交錯，形成一層堅不可摧的網狀結構，也就是肽聚醣層（見第 143 頁圖 4-5 ④）。

其中，登場兩次的酵素，被稱為「青黴素結合蛋白」（Penicillin-binding protein，簡稱 PBP）。

第 4 章　細菌和病毒的防範

　　就如字面上的意思，青黴素以及其他 β – 內醯胺類抗菌藥，會與這種酵素結合並抑制其功能。

　　而抗菌藥則是在第 143 頁圖 4-5 ③，也就是胺基酸與胺基酸彼此連結的階段，才開始發揮藥效。

　　接下來，讓我們來看看它的結構。

　　圖 4-5 ③是青黴素結合蛋白（PBP）上的羥基，與肽聚醣鏈上連接的胺基酸結合的階段（詳細見第 144 頁圖 4-6 A）。

　　β – 內醯胺類抗生素會優先與羥基結合，阻止羥基與肽聚醣鏈結合（見第 144 頁圖 4-6 B）。

　　而負責這個結合的，就是 β – 內醯胺類抗生素中共有的四環結構──β – 內醯胺環。這也是為什麼 β – 內醯胺類抗生素都具備這個結構。

　　當 PBP 的羥基無法發揮作用時，PBP 就會失去作為酵素的功能。於是，細菌打造不了細胞壁，也就找不到宿主大量繁殖。

　　這就是 β – 內醯胺類抗生素的藥效機制。

　　最後，細菌因無法合成細胞壁，而無法生存。

圖 4-5 青黴素結合蛋白

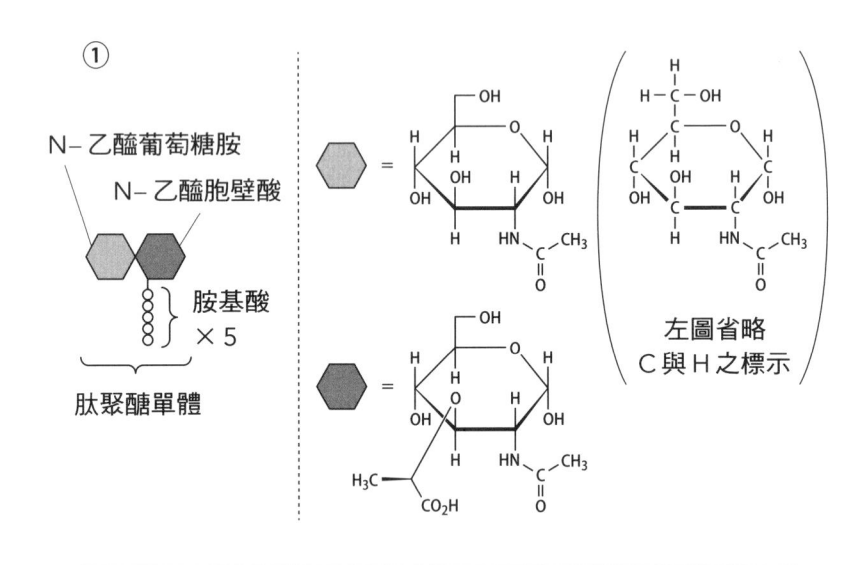

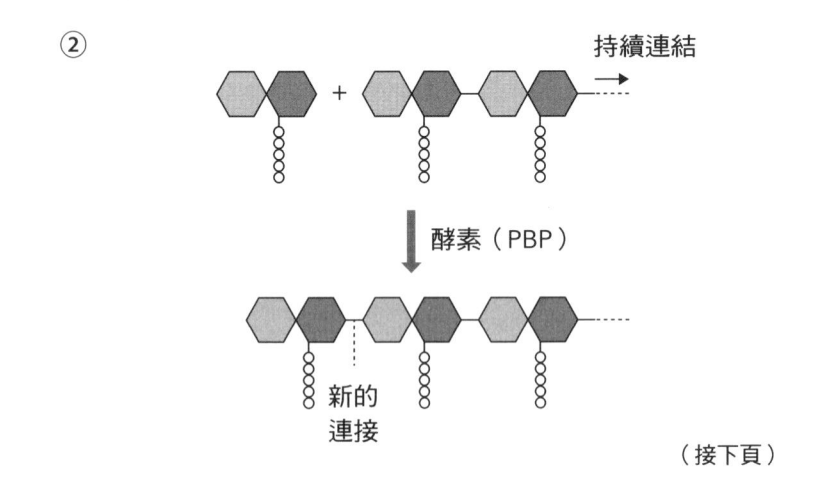

①

- N-乙醯葡萄糖胺
- N-乙醯胞壁酸
- 胺基酸 ×5
- 肽聚醣單體

左圖省略 C 與 H 之標示

② 持續連結

↓ 酵素（PBP）

新的連接

（接下頁）

第 **4** 章　細菌和病毒的防範

③

肽聚醣鏈
胺基酸 ○×5　　酵素(PBP)

脫落一個胺基酸

與下 5 個胺基酸串聯

④

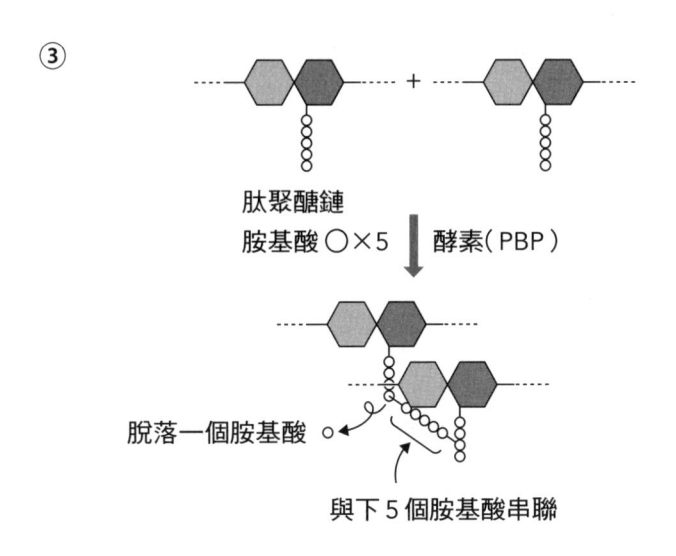

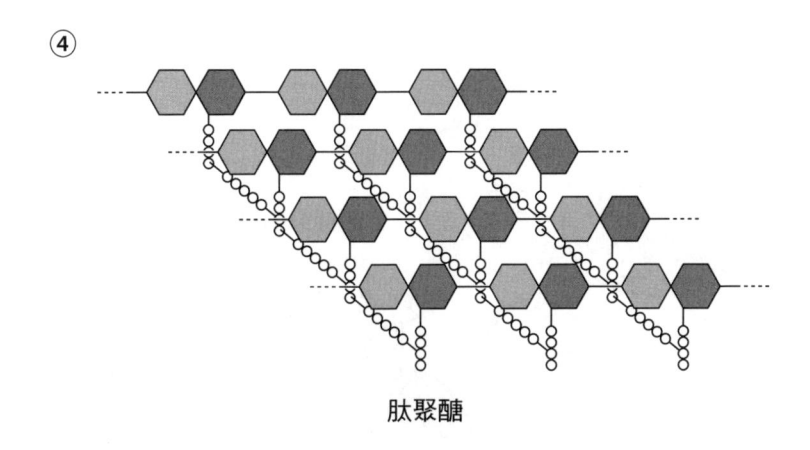

肽聚醣

改製自《藥物解析 Vol.3 第二版》（醫療資訊科學研究所編撰，2023 年 Medic Media 出版），第 138 頁。

143

圖 4-6　β-內醯胺類抗生素的藥效機制

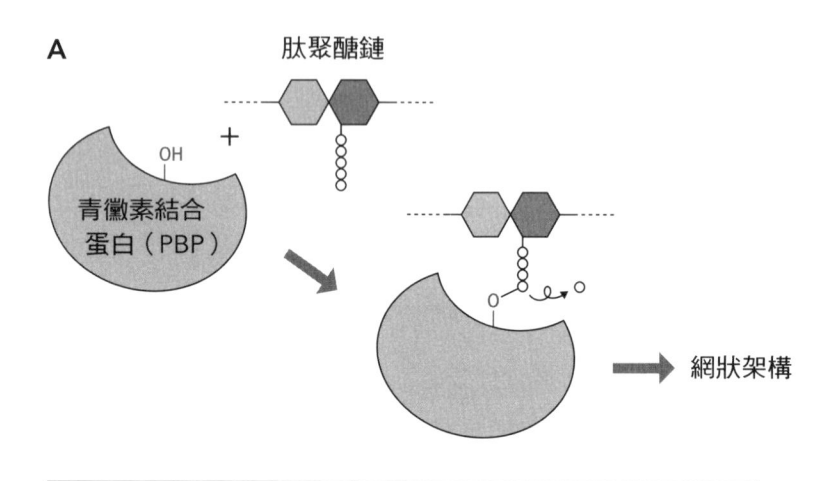

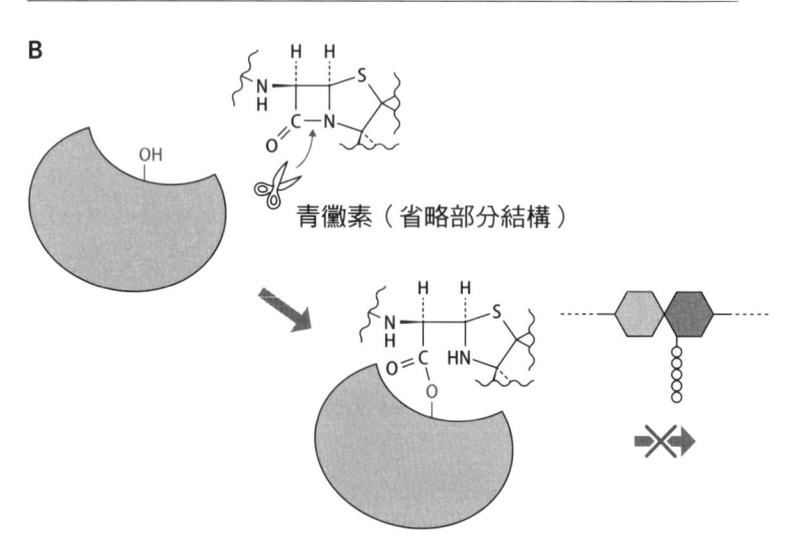

第 4 章　細菌和病毒的防範

抗菌藥會抑制核糖體作用

接下來,要介紹以細菌核糖體為目標的抗菌藥。

核糖體就像細胞內生產蛋白質的工廠,大家應該還記得吧?

其機制是透過與核糖體的結合,阻絕蛋白質的生成。細菌必須靠蛋白質才能不斷的分裂與繁殖。因此,若能從根源切斷,細菌就無法壯大自己的兵馬。

有意思的是,人類雖然不像細菌有細胞壁,但同樣存在核糖體。相信有人不免擔心:服用殺菌劑以後,不就不能製造蛋白質?

其實,仔細觀察人類和細菌的核糖體結構,會發現兩者在結構上是有差異的。

因此,這類抗菌藥比較不容易影響到人類的核糖體。市面上,鎖定蛋白質的抗菌藥有以下幾種:

• 巨環內酯（Macrolide）

紅黴素（Erythromycin,商品名:Erythrocin）;克拉黴素（Clarithromycin,商品名:Klaricid、Clarith）。

- 胺基糖苷（Aminoglycoside）

舉例來說，鏈黴素（Streptomycin，商品名：鏈黴素〔Streptomycin sulfate〕）或慶大黴素（Gentamicin，商品名：Gentacin）。

- 四環黴素（Tetracycline）

四環黴素，如鉑黴素（Achromycin）；或獨克士黴素（Doxycycline），商品名：特林黴素（Vibramycin）。

如右頁圖4-7所示，細看之下核糖體又分為一大一小兩個次單元。而抗菌藥到底是鎖定大次單元、小次單元或整個核糖體，則視種類而定。

以毒攻毒的硬道理

有些抗菌藥是科學家在發現微生物以後，利用它們的特性；有些是透過化學反應所得到的結果。

雖然各有各的強項與弱點，基本上都是鎖定相應的細菌發揮功效。

例如：β-內醯胺類對某些細菌無效，換了不同的

第 4 章　細菌和病毒的防範

圖 4-7　核糖體又分為大次單元與小次單元

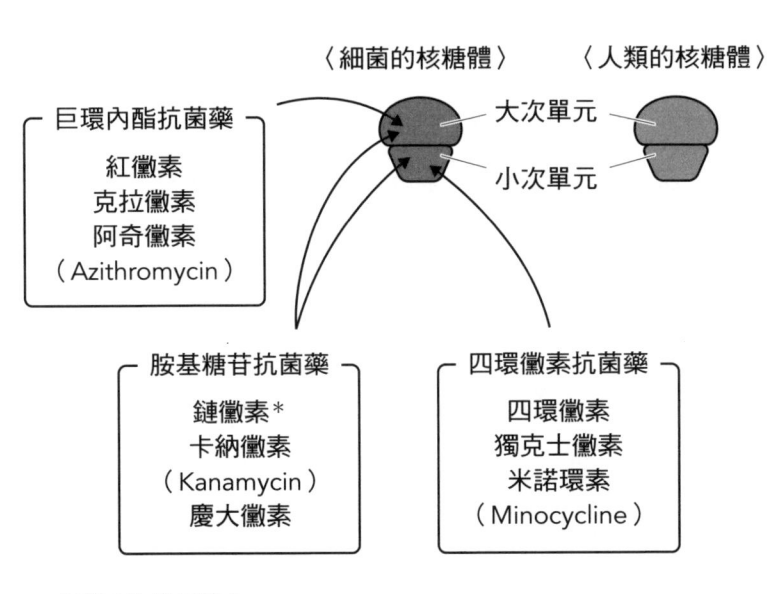

〈細菌的核糖體〉　〈人類的核糖體〉

大次單元
小次單元

巨環內酯抗菌藥
紅黴素
克拉黴素
阿奇黴素
（Azithromycin）

胺基糖苷抗菌藥
鏈黴素＊
卡納黴素
（Kanamycin）
慶大黴素

四環黴素抗菌藥
四環黴素
獨克士黴素
米諾環素
（Minocycline）

＊只與小次單元結合。

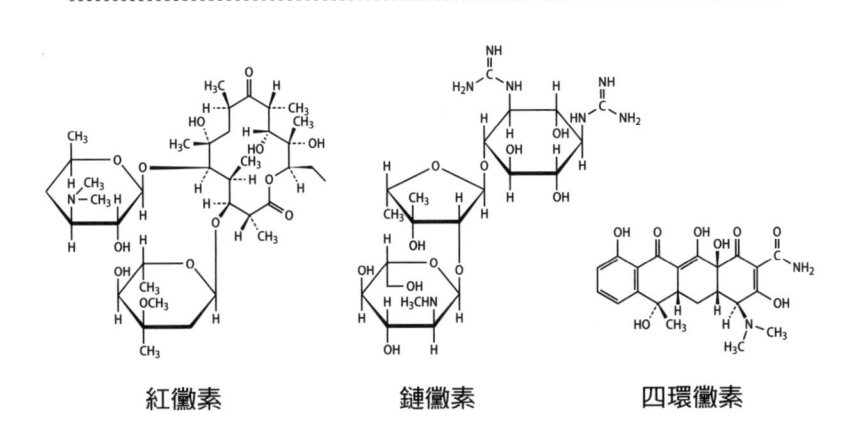

紅黴素　　　鏈黴素　　　四環黴素

抗菌藥就可以治癒。

其中最有名的,當然非黴漿菌(Mycoplasma)莫屬。此細菌是肺炎黴漿菌(Mycoplasma pneumoniae)的元凶。奇特的是,還缺乏細菌該有的細胞壁。

當然,因為肺炎黴漿菌沒有細胞壁,選擇作用於細胞壁的 β – 內醯胺抗生素自然無效;必須使用巨環內酯類或四環黴素類,才能對症下藥。

到目前為止,我們介紹了眾多抗菌藥。

雖然對細菌有效,但其作用機制並非只有一種,還存在各種不同的作用機制。

前面也說過,β – 內醯胺或其他大多數的抗菌藥,其實是來自於微生物的應用。科學家在**發現這些微生物以後,又利用它們的分子以毒攻毒**,達到抗菌的目的。當真令人嘆為觀止。

3 | 細菌也會基因突變

事實上,抗菌藥也有失效的時候。

當細菌的基因突然變異時,便會對特定的抗菌藥產生抗藥性,這種細菌被稱為「抗藥性細菌」(Drug-resistant bacteria),在使用抗菌藥時是一大問題。

為了方便讀者理解,我們不妨以青黴素為例,來探討細菌是如何強大的。

青黴素G的使用始於1940年代,但到了1960年代,便出現了抗藥菌。

青黴素的抗藥菌會產生一種新型酵素「青黴素酶」(Penicillinase)。當青黴素G遇到青黴素酶時,便會改變原有的結構。

如下頁圖4-8所示,發生變化的四方形結構,原本會與青黴素結合蛋白並發揮殺菌效果(參見第140頁)。但因為結構被改變,青黴素G就失去了原本的藥效。

自此以後，各種抗菌藥陸續問世。當原有的抗菌藥束手無策時，藥廠便必須投入研發新品。然而，即使推出新的抗菌藥，仍無法完全阻絕抗藥菌的誕生。

於是，在殺菌的世界裡，上演著雙方的拉鋸戰。

圖 4-8　抗藥菌會讓青黴素 G 失效

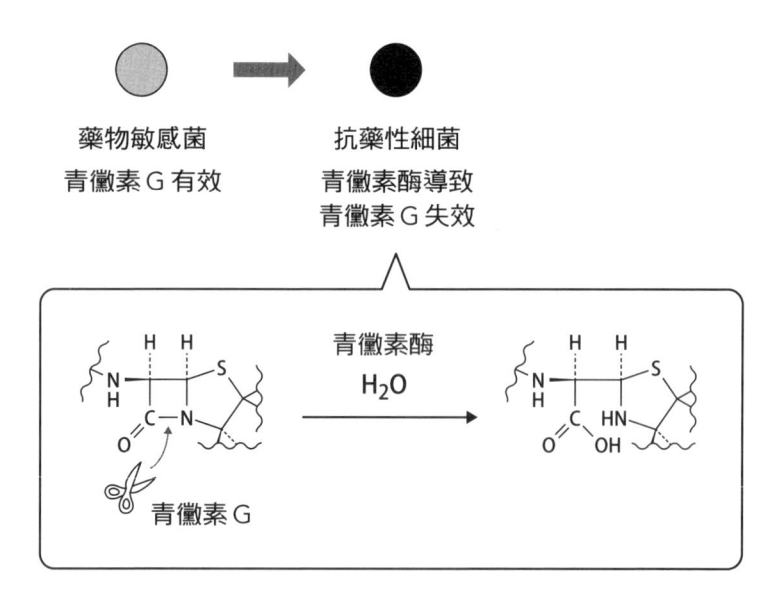

藥物敏感菌
青黴素 G 有效

抗藥性細菌
青黴素酶導致
青黴素 G 失效

青黴素酶
H_2O

青黴素 G

4 | 對抗病毒
需靠專屬藥物

　　接下來讓我們來看抗病毒藥。如前所述，病毒並不被視為生物，與細菌完全不同。

　　病毒的DNA或RNA一般被包在蛋白質的衣殼中，某些病毒還包覆一層由脂質構成的包膜。

　　病毒的結構很簡單，大都由兩、三個成分所組成，當然也沒有抗菌藥攻擊的細胞壁或核糖體。由此可知，若想以毒攻毒，抗菌藥根本派不上用場。

　　但抗病毒藥的研發不像抗菌藥，甚至可以說是困難重重。

　　事實上，現今世界上仍有一大半的病毒缺乏解方。

　　就好比以下病毒，還沒有相應的抗病毒藥：

- 感冒：腺病毒、鼻病毒或非新型冠狀病毒。
- 手足口病（Hand, foot and mouth disease）：克沙

奇病毒（Coxsackievirus）。

• 食物中毒：諾羅病毒。

• 登革熱（Dengue fever）：熱帶或亞熱地區常見的登革熱病毒（Dengue virus）。

醫學如此發達，對這些病毒卻束手無策，無非是因為擔心——用來對付病毒的藥物，往往也會傷害人體的細胞。就如同前面說過的，當病毒將人體視為宿主，茁壯兵馬以後，這個後座力不得不防。

看到這裡，相信各位可能會有點茫然。遺憾的是，在敵強我弱的情況下，自保的唯一方法就是用各種方法緩解不適，或提高自身的免疫力。

換句話說，就是吃好、睡好的養生之道。

話說回來，即便某些病毒至今還找不到有效的抗病毒藥。然而，不是還有疫苗嗎？俗話說：「兵來將擋，水來土掩。」這就是凡事多想一步，不怕鬼敲門的道理（疫苗相關說明見第162頁）。

即便大多數的病毒如此頑強，但總有被人類睿智拿下的吧。

第4章　細菌和病毒的防範

接下來，讓我們來看一看抗病毒藥又是如何大展身手，打敗各類病症。

流感病毒上的釘子

提到流行性感冒，相信大家都聞風色變。然而，流感病毒（Influenza virus）有藥可治的嗎？雖然醫學名詞不少，不過別怕，我陪各位看下去。

首先，是流感病毒的結構。

這個病毒有儲存基因資訊的RNA（見下頁圖4-9），旁邊還有衣殼，外面則包覆一層包膜。

包膜上突起著數百根釘狀的結構，主要是由兩種蛋白質構成：血球凝集素（Hemagglutinin，簡稱HA）與神經胺酸酶（Neuraminidase，簡稱NA）。

流行性感冒大都發生在冬季，而且壓都壓不下去。更討厭的是，即便得過流感、也有抗體，還是可能會被傳染。

153

為什麼會一直得流感？

那麼，明明有抗體，為什麼還會被傳染？

這是因為流感病毒發生變異。

事實上，流感病毒分為A、B、C三種，有致死之虞的是A型與B型。

當流感病毒發生變異，也就是儲存基因資訊的部分RNA產生變化時，最外面那層釘子狀的血凝素與神經胺酸酶的結構也會隨之改變。

圖4-9 血凝素和神經胺酸酶

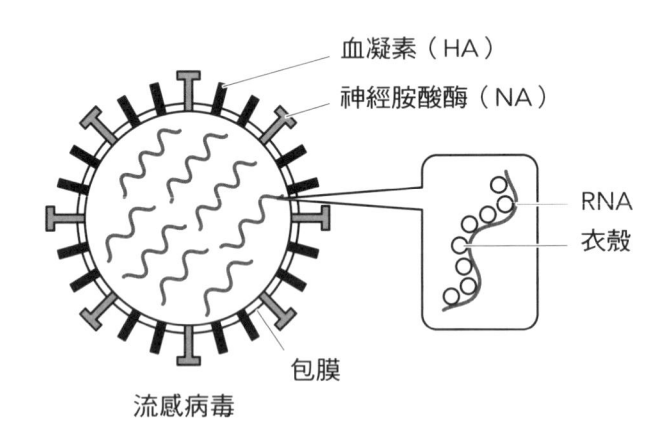

第 4 章　細菌和病毒的防範

研究報告顯示，A型流感病毒共有16種血凝素、9種神經胺酸酶，其組合高達144種。

由於血凝素和神經胺酸酶這兩部分會發生變異，病毒的外觀會微妙改變，因此即使產生抗體，人們仍可能再次感染流感病毒。

流感病毒的乾坤大挪移

在說明流感抗病毒藥以前，讓我們先來了解一下，流感病毒在我們體內的肆虐過程，可粗分為以下四大階段（見第159頁圖4-10）：

① 吸附（Attachment）：當我們經由口鼻吸入流感病毒後，氣管細胞首先遭殃。此時，病毒套膜上的血凝素會黏附在細胞膜的唾液酸（Sialic acid）結構。

② 侵入（Penetration）與脫殼（Uncoating）：緊接著病毒施展「乾坤大挪移」，讓RNA從病毒衣殼中釋放出來，並悄悄滲入細胞內。

③ 複製（Replication）與合成：病毒RNA前仆後繼的進入細胞，同時開啟蛋白質的製造大業。

換句話說，病毒不只侵門踏戶，還會進一步透過RNA聚合酶（RNA polymerase），藉由人體細胞內的核苷酸（nucleotide，如ATP[2]、GTP[3]）等原料，複製新的RNA。

為了擴張勢力，流感病毒會兵分兩路。一路是帶有遺傳資訊的RNA（見第159頁圖4-10③ A）；另一路則是奔向核糖體製造蛋白質（見第159頁圖4-10③ B）。

這些病毒RNA會偷偷附著在核糖體上，製造屬於它們的蛋白質，用的還是我們體內的材料。

④ 組裝（Assembly）：當各個病毒零件完成後，會組裝成全新的病毒顆粒，然後脫離細胞。一個受感染的細胞，竟然可以釋放出高達數千個病毒。

其中的關鍵就在於：病毒包膜上的神經胺酸酶。釘子狀的神經胺酸酶就像一把利刃，會適時切斷細胞表

---

2. 三磷酸腺苷，Adenosine triphosphate，簡稱ATP。
3. 三磷酸鳥苷，Guanosine triphosphate，簡稱GTP。

面的唾液酸與病毒血凝素，讓新生的病毒能順利脫離細胞。

接下來，脫離後的病毒又用同樣手法，反覆黑化其他細胞。

於是，我們體內的流感病毒便一發不可收拾。

抗流感藥物的黃金時機

目前抗流感藥物，主要有吸入劑型的扎那米韋（Zanamivir，商品名：瑞樂沙〔Relenza〕），以及膠囊或糖漿型的奧司他韋（Oseltamivir，商品名：克流感〔Tamiflu〕）等。

這些藥物會在階段④（見第159頁圖4-10），也就是病毒被釋放到細胞外的最後階段，透過抑制神經胺酸酶的活性，阻止病毒離開宿主細胞。這個機制對A型與B型流感病毒同樣有效。

然而，不論是瑞樂沙或克流感，都是掐斷病毒脫離細胞的生路，讓它們沒有作亂的機會。一旦病毒已經從細胞釋放，就算服用再多劑量，也達不到效果。

一般來說，流感病毒在發病後48小時內會快速增殖、釋放並達到最高峰。因此，務必把握黃金時間，盡快服藥才有機會有效抑制病情。

另一種抗流感病毒的法匹拉韋（Favipiravir，商品名：Avigan）鎖定的則是階段③（見右頁圖4-10）。

換句話說，就是從RNA聚合酶下手，阻止病毒複製RNA，進而抑制增殖。

Avigan作為二線抗病毒藥物，通常只有在流感疫情，情勢失控時，政府才會鬆綁使用限制。由此可知，即便有瑞樂沙或克流感，但有時也壓不住流感病毒擴散，最終只能祭出這類殺手鐧。

提起流感疫情，早在1918年就曾爆發西班牙流感（Spanish flu），全世界約有4,000萬人因此喪生。

西班牙流感與一般常見的流行性感冒不同，而是來自於病毒株的變異。一旦疫情爆發，便一發不可收拾。

新型流感病毒之所以特別危險，就在於大部分的人都沒有抗體。

而此時若需要用到法匹拉韋，就表示其他抗病毒藥物已經束手無策。

第 4 章　細菌和病毒的防範

圖 4-10　流感病毒兵分兩路

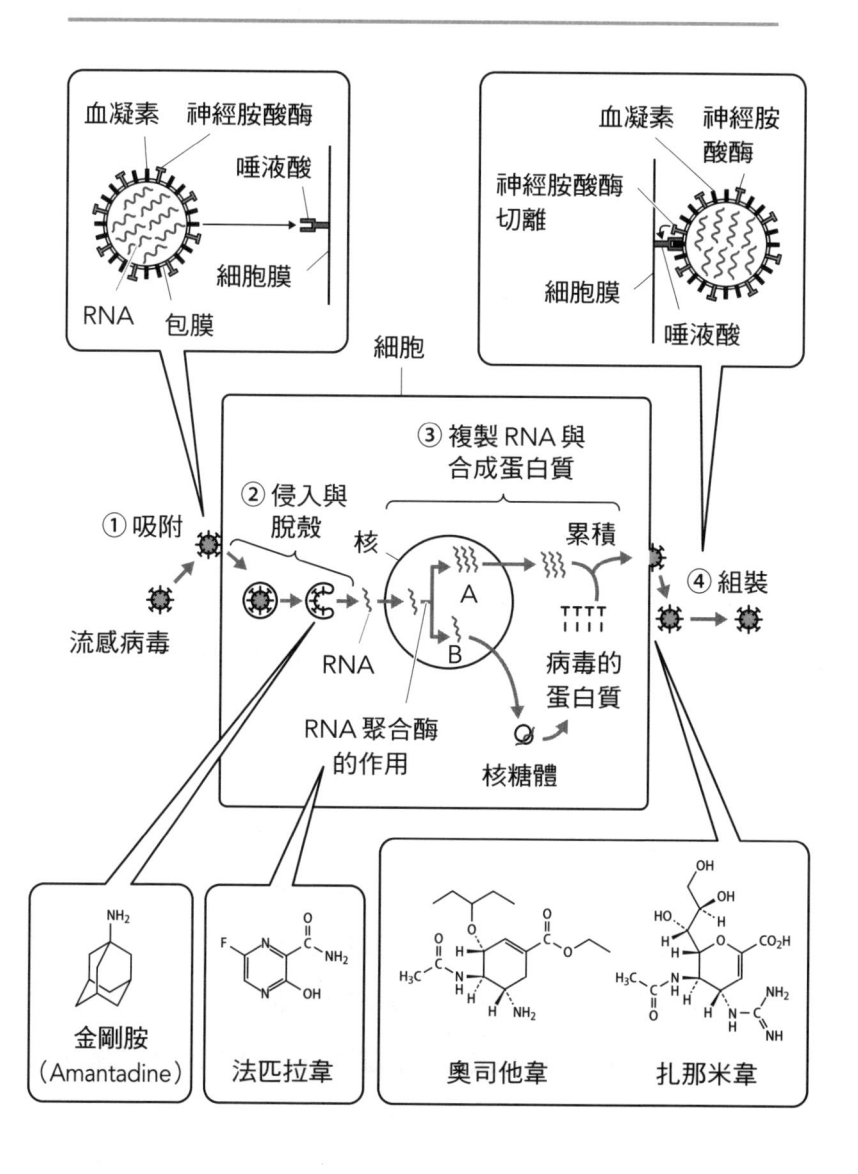

另外，雖然幾乎已經不再使用，還有在階段②抑制病毒進入細胞內的金剛胺（商品名：Symmetrel），它是透過抑制存在於包膜上的基質蛋白2（Matrix protein 2）發揮作用的。

以上便是各個抗病毒藥物，針對不同階段與病毒構造，所研發的藥效機制。

流感與抗流感的單打賽

所謂病毒並非只局限於流行性感冒，像是人類免疫缺乏病毒（俗稱愛滋病，Human immunodeficiency virus，簡稱HIV）、疱疹（Herpes simplex virus）、B型或C型肝炎等也是病毒之一。所幸，面對這些病毒，我們不再束手無策，甚至近幾年改變人類生活習慣的新型冠狀病毒也有藥物可治。

此外，病毒的增殖方式也因種類而異。

例如：愛滋病毒脫離宿主細胞後，會利用其包膜上的gp120蛋白質，與特定免疫細胞表面的CD4[4]蛋白結合，進而入侵細胞。接著，再將自身的RNA反轉錄為

第4章 細菌和病毒的防範

DNA。

正因為所有病毒的發作過程不同，**因此抗病毒藥物無法像萬金油般，什麼病都能應付**。有點類似擂臺單打賽，不同的病毒必須靠專屬的藥物因應。

反過來說，細菌就不同了。這是因為抗菌藥一般鎖定細菌的細胞壁與核糖體。因此，同一種藥劑的應用範圍更廣。

事實上，**藥劑無法共用的缺點，也是抗病毒藥物之所以進展延緩的原因之一。**

到目前為止，我們介紹了抗菌藥和抗病毒藥。另外，就療效的概念而言，這些藥物屬於針對病原體本身的對因治療（Etiological treatment）。反觀，感冒或過敏等一般藥物則是採用對症治療（Symptomatic therapy），目的在於減緩不適的症狀。

接下來的內容將以對症治療居多，這也是抗菌藥與抗病毒藥物獨樹一格之處。

---

4. 分化群4（Cluster of Differentiation 4），免疫細胞表面的醣蛋白分子。

5 疫苗界有四大天王

最後，我們要來看看預防接種的疫苗。提起疫苗，相信各位都不陌生。因為對於人類來說，幾乎是從小打到大。

舉例來說，用來預防細菌感染的疫苗，包括因白喉棒狀桿菌（Corynebacterium diphtheriae）引起的白喉（Diphtheria）、百日咳桿菌（Bordetella pertussis）引起的百日咳（Pertussis）或結核桿菌（Mycobacterium tuberculosis）引起的結核病。

用來預防病毒的疫苗，則包括因麻疹病毒（Measles virus）引起的麻疹（Measles）、風疹病毒（Rubella virus）引起的德國麻疹或水痘帶狀疱疹（Varicella zoster virus）引起的水痘（Varicella）等。

許多專家之所以研發疫苗，為的就是防範於未然。換句話說，只要我們體內有抗體，即便感染前面提到的

第 4 章　細菌和病毒的防範

細菌或病毒,就像身體有了一層金剛罩,至少不至於一命嗚呼。

倘若說藥物是人類睿智的結晶,疫苗也絕對不遑多讓。接下來,讓我帶各位回顧一下疫苗的足跡。

疫苗的誤打誤撞

疫苗是怎麼研發出來的?這得感謝英國醫師愛德華・詹納(Edward Jenner)。

1796 年,他的牛痘疫苗為天花(Smallpox)開啟一道救贖之窗。

遠在西元前,天花就是人類聞風色變、一種致死率極高的傳染病。患者發病後,會出現高燒、劇烈疼痛,顏面或手腳大量長出紅色斑點。這些斑點之後會化膿,形成膿包。

話說回來,天花的傳染源來自於天花病毒(Variola virus)。

隨著疫苗接種的普及,天花的感染逐漸受到控制,最終在 1980 年正式走入歷史。

詹納與疫苗的相遇必須從1796年說起。

當時，天花並非專找人類麻煩。

其實牛隻也會得病。也就是所謂的牛痘（Cowpox virus）。因為兩者皆來自於痘病毒科（Poxviridae），發病症狀幾乎一模一樣。

有意思的是，在天花盛行卻又束手無策的年代。竟然出現一個免疫族群——從事擠牛奶工作的女性，經常會感染牛痘病毒，但她們的症狀卻很輕微。而且，感染過牛痘的人，幾乎不再感染天花。

詹納發現此現象後，他嘗試將一位感染牛痘者手臂上的膿液，注射到一名兒童體內。

雖然這樣的做法聽起來相當冒險，但這次接種讓孩子體內產生了抗體，最終沒有感染天花。

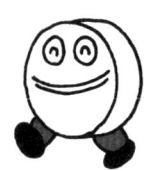

> 沒想到詹納的靈光一閃，竟然救了全人類一命！

> 可不是嗎？只不過隨著時代的進步，誰還會去牛隻身上找膿包？現在採用的是同屬痘病毒科的痘苗病毒（Vaccinia virus）。

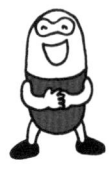

第 4 章　細菌和病毒的防範

就這樣，能預防天花的牛痘疫苗就此誕生。

之後，法國生物學家、化學家路易・巴斯德與德國醫生羅伯・柯霍（Heinrich Hermann Robert Koch）相繼發現病原體，同時致力於疫苗的研發。只不過以當時的科技而言，人們還不知道抗體的存在。

揭開這個謎題的人，是曾到柯霍門下留學的北里柴三郎。

他當時正在研究破傷風桿菌——一種會在人體內釋放毒素的細菌。在過程中，他發現血液中存在能中和細菌毒素的物質，並在1890年將其命名為「抗毒素」（Antitoxin）。

這個抗毒素，其實就是我們現在所說的抗體。

截至現今，我們所享有的各種疫苗，其實都是專家們心血的累積。

疫苗的追蹤功能

接下來，就讓我們來看探討疫苗是怎麼對抗病毒。

從詹納的故事來看，或許有人會以為，現在的疫苗

仍然是使用活躍中的病原體，但事實並非如此。

現代的疫苗會透過各種方法，降低或去除病原體的致病性（也就是引發感染症的能力），讓病原體處於不會讓人發病的狀態。

當我們接種疫苗後，體內的免疫細胞便會開始針對疫苗中的抗原產生抗體。這樣的免疫反應，與過敏原與抗體之間的攻防關係（見第104頁）有些類似。

不過，針對疫苗，我們使用的不是過敏原，而是抗原（Antigen）。

當我們體內產生抗體時，部分免疫細胞也會記住這些病原體的資訊。

日後，真正的病原體入侵，這些免疫細胞就會迅速釋放相對應的抗體，對抗入侵者。

透過這樣的機制，我們的身體能事先做好防備，抵禦特定傳染病。

換句話說，提前接種流感疫苗，就是為身體加上一層堅固的防護罩。

第 4 章　細菌和病毒的防範

疫苗界的四大天王

一般說來，疫苗依據製造方式，大致分為四大類。

首先是活性減毒疫苗（Live attenuated vaccines，見第 169 頁圖 4-11 A）。

這類疫苗是透過各種方法降低病原體的毒性（減毒處理），一方面避免病原體對免疫細胞造成致命打擊，一方面又能有效刺激抗體的產生。

例如：麻疹、風疹、腮腺炎（Mumps）、輪狀病毒（Rotavirus，引起急性腸胃炎）等疾病，目前都是使用活性減毒疫苗來預防。

而前面提到的天花，雖然一開始是誤打誤撞從牛痘中找解方，但之後的疫苗也是然透過降低病原體的活性，來達到防疫效果。

然而，活性減毒疫苗畢竟只是減緩毒性。即便抗體的期效更長，也可能會產生某些副作用。因此，對於免疫功能失調或孕婦而言，應該盡量避免接種這類疫苗。

接下來是不活化疫苗（Inactivated vaccines，見第 169 頁圖 4-11 B）。

所謂不活化，指的是斬草除根，讓病原體完全去除毒性。換句話說，就是讓病原體無法作怪（失去活性）或只留下抗原，以便產生抗體。

舉例來說，百日咳桿菌、流感嗜血桿菌（Haemophilus influenzae type b，簡稱Hib）、小兒麻痺症病毒（Poliovirus）、日本腦炎病毒（Japanese encephalitis virus）或流感病毒（Influenza virus）等。

不活化疫苗因為不具致病性（Pathogenicity），與活性減毒疫苗相比，安全性相對較高。但另一方面，免疫的有效期較短，必須多打幾次預防針。

此外，近年來為了避免罹患子宮頸癌，政府大力鼓吹婦女同胞施打人類乳突病毒（Human papillomavirus，簡稱HPV）預防針，也是不活化疫苗之一。

另一方面，不活化疫苗中，還有一種類毒素（Toxoid）的成分（見第169頁圖4-11 C），可去除病原體的毒性。因此，若當成疫苗，便能讓人體受到刺激而產生抗體。

類毒素一般應用於細菌引起的傳染病，如因破傷風梭菌引起的破傷風，或白喉棒狀桿菌引起的白喉等。

圖 4-11 四大類疫苗

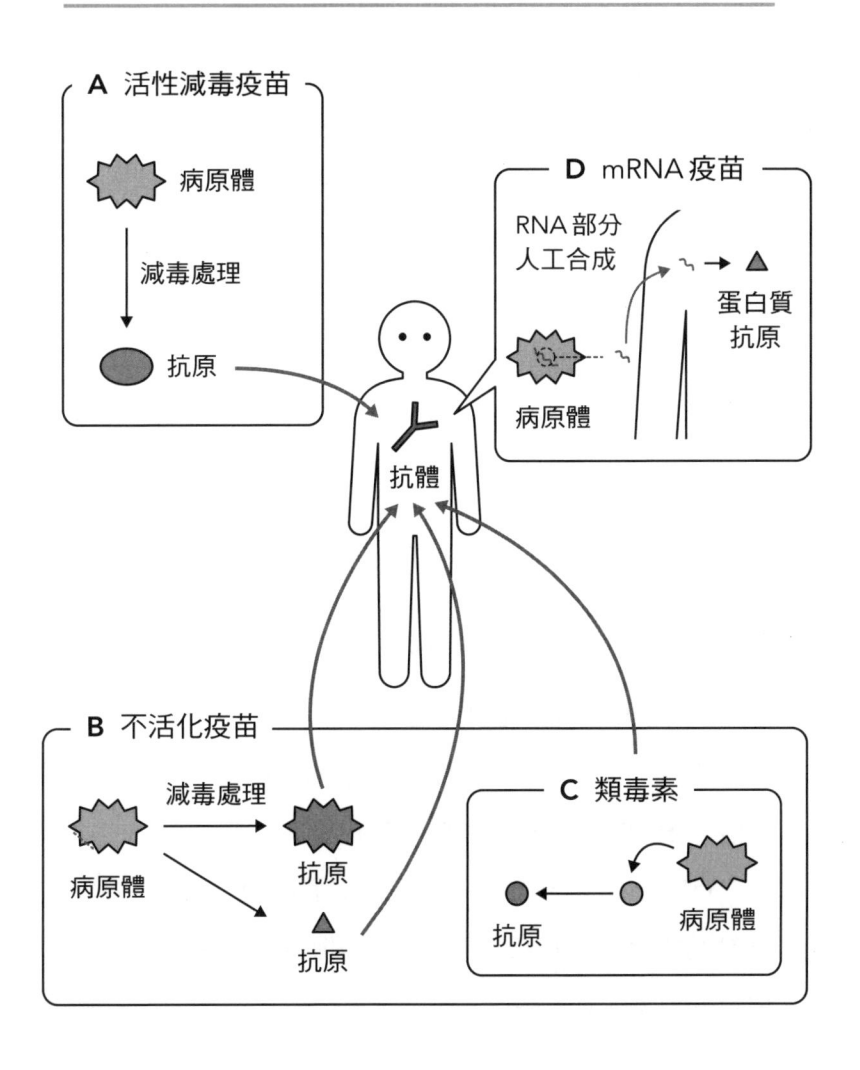

A 活性減毒疫苗
病原體 → 減毒處理 → 抗原

B 不活化疫苗
病原體 → 減毒處理 → 抗原
病原體 → 抗原

C 類毒素
病原體 → 抗原

D mRNA 疫苗
RNA 部分人工合成
病原體 → 蛋白質抗原

抗體

家庭必備,藥物如何治療疾病

新冠病毒的兵來將擋、水來土掩

接下來,是曾讓全球聞風色變的新冠病毒。幾經波折,到底還是在人類的睿智下,另闢蹊徑的研發出對抗的疫苗(見第169頁圖4-11 D)。

新冠病毒屬於核糖核酸病毒,基因都儲存在RNA。病毒會利用人體的核糖體製造蛋白質,悄無聲息的讓自己的RNA不斷繁殖。

而新冠病毒疫苗就是利用病毒的RNA研發出另一個人工製造的mRNA。所謂mRNA,就是messenger RNA(信使RNA)。

事實上,RNA有許多種類型。

例如負責搬運胺基酸的tRNA、構成核糖體的rRNA,而mRNA只是其中之一。

當我們接種mRNA疫苗後,便能利用體內的原料與機能,啟動細胞的核糖體製造蛋白質。

mRNA疫苗充其量只是刺激人體的免疫系統,卻又不具備殺傷力。其任務無非是讓細胞製造出病毒表面蛋白質的模型。

第4章 細菌和病毒的防範

於是，mRNA因為這些神操作而成為抗原，刺激免疫細胞產生抗體。

將人類睿智發揚光大的匈牙利裔美籍生技博士卡里科（Katalin Karikó）與美國醫學博士魏斯曼（Drew Weissman）也因mRNA疫苗研發的卓越貢獻，榮獲2023年諾貝爾醫學獎。

簡單來說，疫苗就是善用免疫細胞對抗入侵異物（病原體）的防禦機制，讓身體提前產生抗體、做好準備。這和我們在第3章提到花粉症時，身體對過敏原產生抗體的原理，其實是一樣的。

換句話說，疫苗就是活用身體原有的免疫機制，幫助我們提早建立防線。

藥物小學堂 | 餐前吃還是餐後吃？

不論是藥盒上的用藥說明，還是從藥師手上接過藥物時，通常都會交代餐前或餐後服用。

我猜不少人都沒放在心上，因為反正有吃有保庇。

然而，餐前或餐後服用，還真的是大有學問。餐後服用，指的是用餐的 30 分鐘內。

一般來說，藥物以餐後服用居多，因為有食物墊底，就不會胃謅謅。

此外，**飯後服用合乎慣性，避免忘了吃藥。**

特別是洛索洛芬或布洛芬之類的退燒止痛藥，最好是飯後服用，以免損傷胃部黏膜而引起不適。這些成藥的說明書中，也會警告避免空腹服用。

另外，還有比餐後更嚴謹的隨餐服用。所謂隨餐指的是餐後 5 分鐘內。

這可是基於藥理，而非醫師的惡搞。例如：後面章節即將介紹的降血脂藥物二十碳五烯酸乙酯（Ethyl Icosapentate，商品名：Epadel），就是不能空腹服用。

第 **4** 章　細菌和病毒的防範

否則，小腸吸收不了，喝再多藥物都等於沒喝。

這是因為某些藥物必須藉由進餐時，膽囊所分泌的膽汁酸（Bile acids），或隨同小腸中的食物吸收有效成分。因此，才會出現（隨餐）服用指南。

那麼，餐前服用又是怎麼一回事？

所謂餐前，指的是用餐前 30 分鐘。

當某些藥物的成效是止吐時，就必須在餐前服用。

例如，止吐劑的多普利杜（Domperidone，商品名：Nauzelin、Motilium）或甲氧氯普胺（Metoclopramide，商品名：腹寧朗〔Primperan〕）。

除了止吐劑的顧忌以外，部分藥物為了預防食物的相剋，也需要餐前服用。

經過前面的說明，相信各位都開了眼界，竟然在餐前與餐後之間，還有個隨餐服藥。其實，藥物的服用規矩遠比我們想像中來的嚴格。例如：起床服用。

什麼藥物這麼龜毛？例如：減緩骨質流失的雙磷酸鹽（Bisphosphonate）。這類藥物容易與飲料中的礦物質結合。一不小心喝到硬水或碰到牛奶、咖啡、果汁之類的複合物就可能前功盡棄。

因此，類似維骨力的藥物必須一起床就服用。當

然，以硬水（按：指水中含有高濃度礦物）聞名的礦泉水碰都不能碰，平常的白開水就好。同時，切記服用後30分鐘才能進餐的準則。

由此可知，藥師苦口婆說宣導的用藥時間，真的不是隨便說說而已。

再分享一個醫學名詞，那就是「頓服」。

換句話說，不用三餐照吃，只在必要時服用，就能減緩症狀。

例如：頭痛腦熱，吃上幾顆洛索洛芬或布洛芬就能應付一下。雖然這類退燒止痛藥速效，但記得吃點東西墊墊肚子，免得落得胃謅謅。

第 5 章

生活文明病，怎麼用藥？

☑ 糖尿病大解密！血糖為何失控？藥物怎麼幫忙？
☑ 什麼胰島素一定要打針？
☑ 高血壓不只是壓力大？降血壓藥物如何發揮作用？
☑ 血壓，原來和自律神經是親友團！
☑ 壞膽固醇怎麼消滅？降膽固醇藥物的祕密武器！

1 葡萄糖才是糖尿病的元凶

接下來讓我們來探討現代生活中,不可避免的三高症狀。三高又為什麼與用餐習慣、運動、休息或抽菸息息相關。

所謂的三高,是指糖尿病、高血壓與高血脂。這是生活富足帶來的文明病,除了調整生活習慣以外,還需搭配藥物加以控制。

首先,是糖尿病。如同字面上的意思,糖尿病就是尿液中出現了葡萄糖。

話說回來,甜甜的糖是怎麼跑到尿液中?

一提到「糖」,多數人腦中浮現的可能是砂糖。其實,糖尿病中的「糖」,是指蔗糖分解後產生的葡萄糖,也就是血液中的血糖。當血液中的葡萄糖濃度過高時,就會隨著尿液排出體外。

此外,糖尿病的英文為 Diabetes mellitus。其中,

Mellitus 指的是如同蜜一般甘甜。

事實上,這是因為糖尿病患者的尿液中含有葡萄糖,雖然不如蔗糖甜,仍帶有甜味。

有意思的是,近年來為了避免外界對糖尿病的誤解與偏見,諸如日本糖尿病協會等機構紛紛提倡去除 Mellitus,將糖尿病改為 Diabetes。

人體的能量之源

說到糖尿病,首先必須了解葡萄糖。

除了砂糖中的蔗糖會分解成葡萄糖外,其他像是米飯、麵包或芋頭等澱粉,也都能在體內轉化出葡萄糖。因為糖分、脂質與蛋白質是人體三大營養素,而葡萄糖正是糖分的來源之一,自然不容小覷。

其中,澱粉是由葡萄糖手牽手串連的結構。依串聯的方法與數量又可分為直鏈澱粉(Amylose)與支鏈澱粉(Amylopectin,見第 179 頁圖 5-1)。

相較於直鏈澱粉的直線連結,支鏈澱粉則是呈現分散的樹狀結構。澱粉的結構當然也會影響口感。例如:

糯米之所以細膩綿軟，是因為富含支鏈澱粉。

我們所攝取的澱粉會透過消化酶將直鏈澱粉、支鏈澱粉分解為葡萄糖，才能被身體吸收。接著，再透過血液傳送到全身細胞，提供身體能量所需。

其中，大腦的神經細胞主要依賴葡萄糖作為能量來源。一旦血糖過低，就會頭昏而渾身無力。

當身體有多餘的葡萄糖時，它們又會手牽手串聯，形成比支鏈澱粉更緊密的肝醣（Glycogen），並儲存在肝臟或肌肉中。肝醣不同於米飯或地瓜儲存的植物性澱粉，因為儲存在人體的肝臟與肌肉中，因此又被稱為「動物澱粉」。

另外，當肝臟或肌肉也滿檔時，葡萄糖便被送到皮下或內臟等脂肪組織，轉換為脂肪分子（亦即第5章第5節介紹的三酸甘油酯〔Neutral fat，又稱中性脂肪〕），成為我們白花花的鮪魚肚。

等到非常飢餓、連肝臟或肌肉都榨不出葡萄糖時，就是鮪魚肚（脂肪）貢獻能量的時機。

由此可知，葡萄糖對於人體的重要性。

然而，葡萄糖對於糖尿病患者而言，卻又是另外一

第 5 章　生活文明病，怎麼用藥？

圖5-1　澱粉會分解成葡萄糖

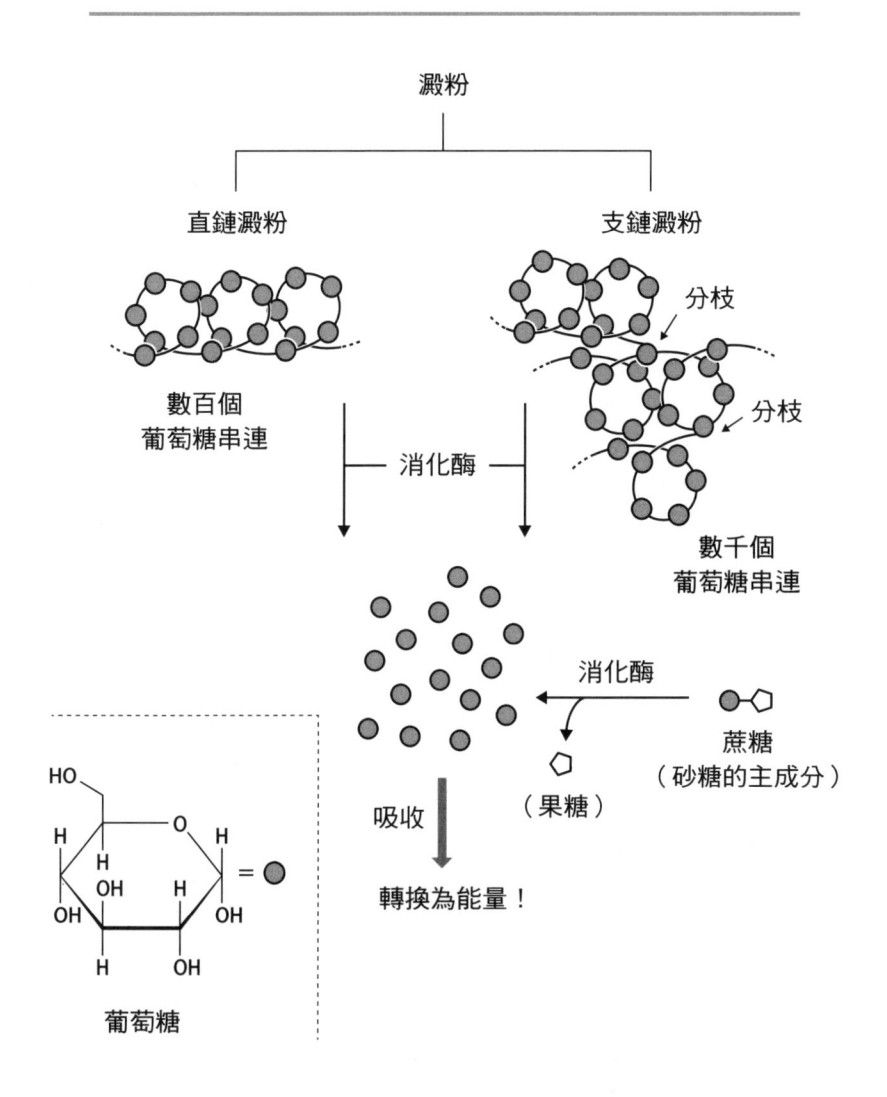

澱粉
├── 直鏈澱粉
│   數百個葡萄糖串連
└── 支鏈澱粉　分枝
    數千個葡萄糖串連

↓消化酶

葡萄糖 ← 消化酶 ← 蔗糖（砂糖的主成分）
　　　　　　　　　（果糖）

吸收 → 轉換為能量！

葡萄糖（結構式）

179

回事。所謂糖尿病，是因為細胞無法正常吸收葡萄糖，導致血液中的濃度過高。

長久下來，身體便開始出現異常。

糖尿病向來是國人死因排行榜的常客。接下來，就讓我們來深入了解糖尿病。

糖尿病的類型

事實上，糖尿病分為第 1 型與第 2 型。

第 1 型糖尿病來自於遺傳或病毒感染等，約占整體的 5％至 10％。

而大多數人所熟知糖尿病指的是第 2 型，其成因與不良的生活習慣有關，比例高達 90％以上。

特別是家族中有糖尿病史的人，如果又暴飲暴食、缺乏運動、肥胖或壓力過大，導致體內的葡萄糖無法消化時，便會糖尿病纏身。

接下來，將以介紹第 2 型糖尿病為主。

第 5 章　生活文明病，怎麼用藥？

糖尿病對身體的影響

一旦罹患糖尿病，身體會出現哪些症狀？

一開始沒有什麼異狀，但隨著病情進展，尿量增加、容易口乾舌燥的情況，接著體重也開始直線下降。

此外，當血液中葡萄糖的濃度過高時，對血管來說，也是一顆不定時炸彈[1]。

更重要的是，血管越細，越容易受損。

其中又以眼睛、神經細胞與腎臟，堪稱葡萄糖的受害族群。

當視網膜的血管，因為血液中的葡萄糖過濃而阻塞時，便會出現飛蚊症、視力低下或視野狹窄等眼疾。嚴重的話，還可能導致失明。

當神經細胞的血管出現狀況，或者神經細胞吸收過多的葡萄糖時，就會導致神經功能失調。於是，雙腳時不時的麻痺，甚至感覺遲鈍。

---

1. 如血流不暢、自由基（氧化壓力）激增，與蛋白質產生的糖化終產物（Advanced Glycation End Products：AGEs）等，對於血管都是隱性威脅。

隨後，血液循環障礙或細菌感染等問題也會接踵而來，腳部可能會變成黃色或黑色（壞疽），最後甚至可能需要截肢。

　　至於腎臟，通常會在糖尿病發病後的 5 到 10 年左右開始出現異常，並逐漸出現貧血、全身疲倦、身體浮腫等症狀。

　　最後，因為腎功能失調（無法發揮正常功能）而落得洗腎的不歸路。

　　糖尿病除了會對眼睛、神經細胞或腎臟等細微血管造成傷害以外，也可能導致肥胖、高血壓或血脂異常（Dyslipidemia）等粗大血管惡化，進而引發動脈硬化，增加心絞痛（Angina）、心肌梗塞或腦中風的機率。

　　此外，當血液中葡萄糖濃度驟然升高，極可能讓我們意識朦朧、陷入昏睡狀態。嚴重的話，還可能一命嗚呼。由此可見，糖尿病高居十大死因排行榜，確實不可輕忽。

　　歸根究柢，水能載舟，亦能覆舟。葡萄糖雖是人體能源所需，但攝取過剩，反而有害身體健康。

2 | 用藥稀釋血液中的葡萄糖濃度

糖尿病作為文明病的三高之一，最重要的當然是從改善飲食，或加強運動等生活習慣著手。此外，醫師也會視患者的情況，開立藥物降低血糖值。

換句話說，就是稀釋血液中葡萄糖的濃度。

血糖值會受到各種賀爾蒙的調節，通常維持在 70～140 mg/dL[2] 的範圍內。

在這些賀爾蒙當中，負責降低血糖值的是「胰島素」（Insulin，見第 185 頁圖 5-2）。胰島素由 51 個胺基酸組成，並由胰臟分泌。

---

2. 毫克每公合血液生化檢查常用的濃度單位，用來表示血糖、膽固醇、三酸甘油酯等數值。

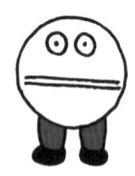

> 是嗎？不是還有個 HbA1c 也很重要？

> 你是說，葡萄糖與紅血球結合形成的糖化血紅素？（按：Glycated hemoglobin，血液中的血紅蛋白與葡萄糖結合的產物）。沒錯，當血液中的葡萄糖越濃，HbA1c 的數值也就越高。換句話說，醫師可以透過檢測 HbA1c 監控病人的血糖狀況，並判斷是否為糖尿病潛在族群。

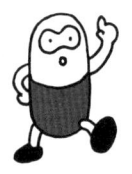

當我們進餐時，食物中的澱粉或蔗糖會在消化酶的作用下，分解為葡萄糖。

接著，葡萄糖在腸道被吸收，並透過血液運送到全身。當血糖濃度過高時，胰島素便會開始分泌，協助調節血糖平衡。

換句話說，葡萄糖的正常功能是被細胞吸收後，作為能量加以利用。若體內有多餘的葡萄糖，胰島素則會出馬，把它轉化為肝醣，儲存在肝臟與肌肉中，或者乾脆送去脂肪組織儲存起來，讓你下次減肥時欲哭無淚。

第 5 章　生活文明病，怎麼用藥？

經過胰島素的這一波神操作，我們血液中的葡萄糖便會恢復正常，血糖值也趨於平緩。

圖 5-2　胰島素會將多餘葡萄糖轉為肝醣

進食後

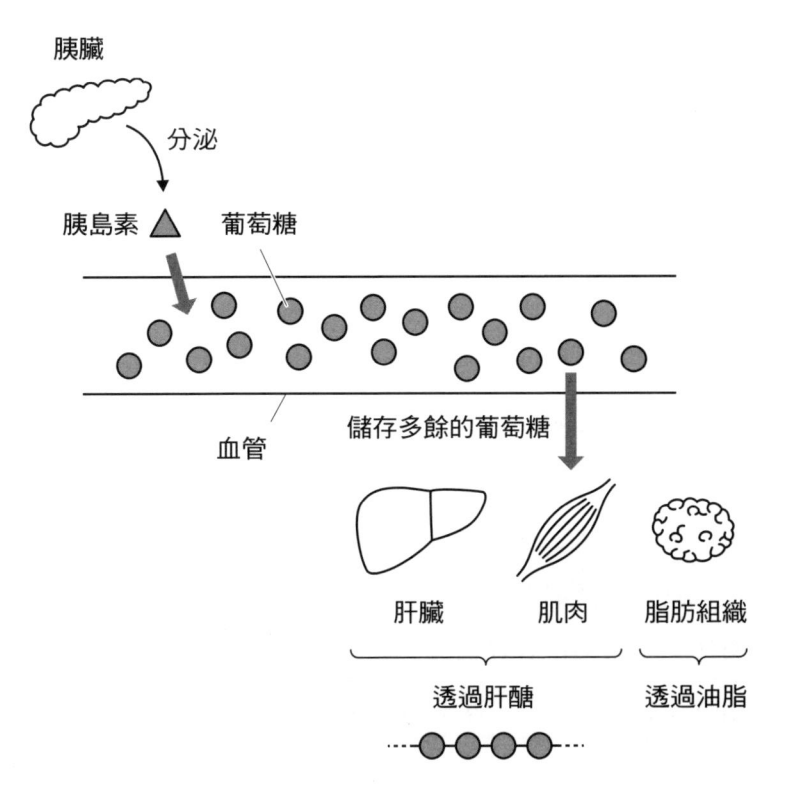

胰臟
分泌
胰島素　葡萄糖
血管
儲存多餘的葡萄糖
肝臟　肌肉　脂肪組織
透過肝醣　透過油脂

胰島素有守門員,但血糖值有升糖幫

相較於人體有胰島素這個血糖守門員,總是戰戰兢兢的避免血糖值濃度過高。遺憾的是,葡萄糖周遭仍有一批「升糖幫」(按:指能升高血糖的賀爾蒙)。

最常見的賀爾蒙,包括升糖素(Glucagon)、兒茶酚胺(Catecholamine)、皮質醇(Cortisol)或生長激素(Growth hormone)等(見右頁圖5-3)。

我們暫且將這些賀爾蒙視為血糖值的親友團。當我們腹中空空如也,血糖值偏低時,它們會立即啟動救援機制。

首先,這些賀爾蒙會促使肝臟分解原本儲存的肝醣,讓血液中有足夠的葡萄糖維持身體能量所需。

接著,透過糖質新生(Gluconeogenesis),進一步指示肝臟自行製造葡萄糖。試想,內勤與後援同時啟動,血糖值怎麼可能不升?

或許有讀者想:「竟有提高血糖的賀爾蒙!」這是因為,血糖過低容易造成心悸或頭痛。嚴重的話,還可能整天癱睡在床上,甚至導致大腦功能失調。

第 5 章 生活文明病，怎麼用藥？

不論是大腦或身體，都需要葡萄糖才能維持運作。換句話說，這就是升糖幫賀爾蒙的意義所在——**體內必須維持一定的量。**

表面上，升糖幫會導致肥胖或引發三高等文明病。然而，就維持身體機能而言，提升血糖值的賀爾蒙卻又不可或缺。

圖 5-3　升糖幫會提高血糖

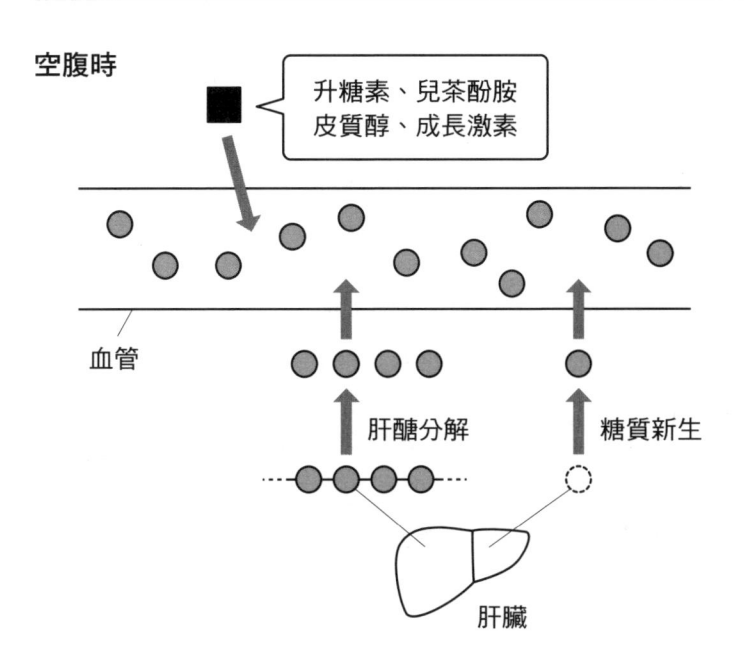

空腹時

升糖素、兒茶酚胺
皮質醇、成長激素

血管

肝醣分解　　糖質新生

肝臟

話說回來,糖尿病的根本問題是胰島素的機制出了問題。

例如:胰島素的分泌不足,或是胰島素功能失調。

因此,治療糖尿病的藥物大都鎖定這兩大症狀。接下來,讓我們來探討有哪些常用藥物。

胰島素分泌不足

針對胰島素分泌不足的病患,一般常用的藥物是硫醯基尿素類(Sulfonylurea),幫助刺激胰臟分泌胰島素(見第192頁圖5-4 A)。

其實,胰島素本來就是由胰臟B細胞(β細胞)製造。當血糖濃度升高時,胰臟就會派出這位血糖糾察隊長——胰島素,出來維持血糖平衡。

其運作機制大致可分為以下四個步驟(見第192頁圖5-4):

① 隨著體內血糖上升,葡萄糖會進入胰臟的細胞,並開始被分解。

② 葡萄糖透過粒線體（Mitochondrion）產生能量。
③ 細胞膜中的蛋白質 1 和蛋白質 2 接收到這股能量後，陸續被活化。
④ 蛋白質 1 會將訊號傳遞給蛋白質 2，接著刺激胰島素正常分泌。

其中，硫醯基尿素類會與上述的過程中的蛋白質 1 結合，刺激胰島素正常分泌。

常見的藥物包括葛立克拉（Gliclazide，商品名：惠克糖錠〔Glimicron〕），以及格列美脲（Glimepiride，商品名：瑪爾胰錠〔Amaryl〕）。

這類藥物透過刺激胰島素分泌，能有效抑制血糖飆升。即使在空腹時服用，也能強行分泌胰島素。

反過來說，由於空腹時血糖通常較低，若隨意服用，反而可能導致血糖過低。

總而言之，硫醯基尿素類主要用於促進胰島素分泌。對於體內血糖隨時過高的患者而言，即便空腹服用，也不會適得其反。

此外，這類藥物還可能引起體重增加。原因在於，

胰島素的分泌越是旺盛,會促使更多葡萄糖被儲存在脂肪組織中。

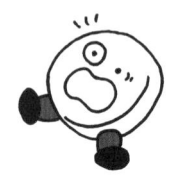

> 所以說,硫醯基尿素類的藥物是透過①～②的步驟,刺激胰島素分泌!有夠複雜。

> 其實,細胞之間傳遞資訊的方法,真的是千百種。

接下來,讓我們來介紹GLP-1[3]受體促效劑(見第192頁圖5-4 B)。

這是日本於2010年推出的新藥。這類藥物和硫醯基尿素類藥物一樣,能針對胰臟細胞中的蛋白質,進而刺激胰島素分泌,只不過它的目標是GLP-1受體。

GLP-1是人體本來就存在的賀爾蒙,當血糖濃度升高時,GLP-1會促進胰島素的分泌(見第192頁圖5-4 ⑤)。不過,由於GLP-1很容易被體內的酵素分

---

3. 人體進食後,腸道細胞會分泌腸泌素(incretin),GLP-1(Glucagon-like peptide-1)即為其中一種腸泌素。

第 5 章　生活文明病，怎麼用藥？

解，因此科學家後來才開發出不易被分解的 GLP-1 類似物，也就是 GLP-1 受體促效劑。

所謂促效劑，是指刺激 GLP-1 受體，在血糖飆升時，促使胰島素大量分泌，以達到控制血糖的目的。因此，不同於前面所介紹的硫醯基尿素類藥物，GLP-1 受體促效劑不易引起低血糖。

此外，GLP-1 受體促效劑還具有抑制升高血糖的賀爾蒙——升糖素分泌的作用，並對大腦具有抑制食慾的效果。有了這個促效藥的干預，我們就不會老想將食物往嘴巴塞。另一方面，胃部有歇息的空檔，就不會忙於消化與吸收，等於間接達到減重效果。

這個抑制食慾與減重的效果，甚至讓丹麥知名藥廠諾和諾德（Novo Nordisk）從司美格魯肽（Semaglutide）的 GLP-1 受體促效劑中，研發出減肥神藥週纖達諾特筆（Wegovy）。

而日本厚生勞動省（按：相當於臺灣的衛生福利部）已於 2023 年 3 月核准該藥物（按：臺灣已於 2025 年 4 月核准上市）。

糖尿病患者除了肥胖以外，還容易伴隨其他併發

圖 5-4　刺激胰島素分泌的四階段

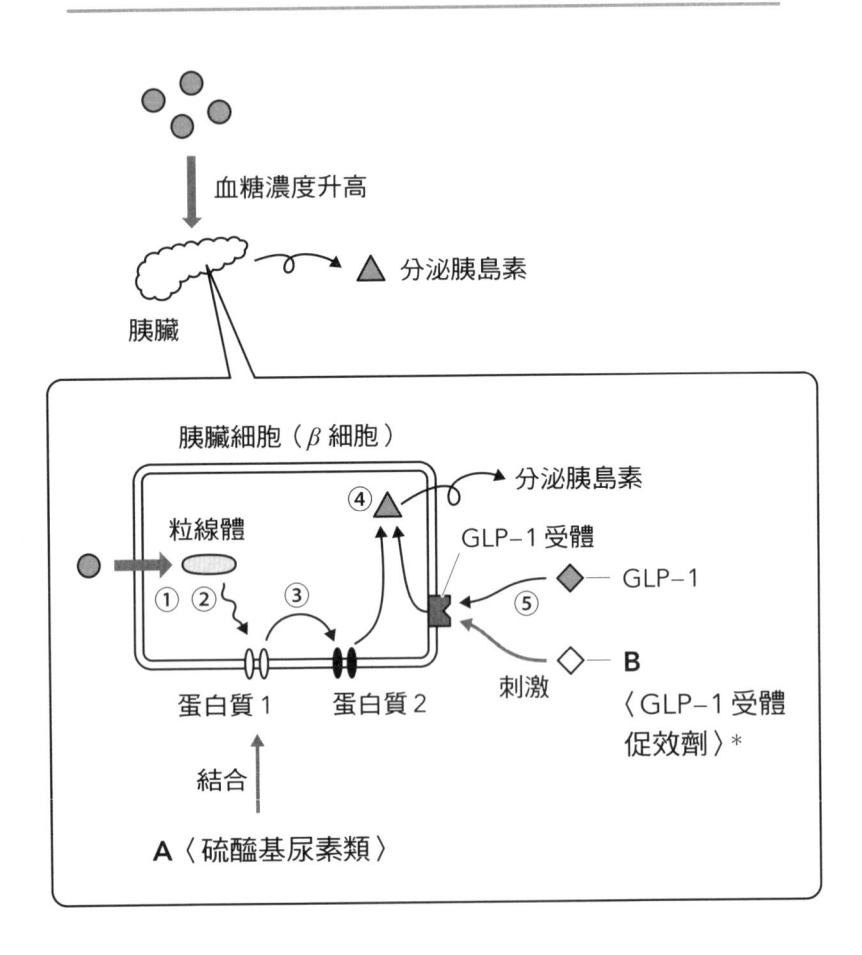

血糖濃度升高

胰臟 → ▲ 分泌胰島素

胰臟細胞（β 細胞）

粒線體　　　　　　→ 分泌胰島素
① ②　③　④▲
　　　　　　　GLP-1 受體
蛋白質1　蛋白質2　　　◆ GLP-1
　　　　　　　　　⑤
結合↑　　　　　刺激　◇ B
　　　　　　　　　　〈GLP-1 受體
A〈硫醯基尿素類〉　　　促效劑〉*

* GLP-1受體促效劑還具有抑制升高血糖的賀爾蒙──升糖素分泌的作用，並對大腦具有抑制食慾的效果。

第 5 章　生活文明病，怎麼用藥？

症。當節食或運動達不到效果時，**週纖達就是醫師開立的特效藥**。

不過，由於司美格魯肽有減肥功效，因此對於一些愛美人士來說，也常用來維持苗條的體態。

然而，GLP-1 受體促效劑是針對糖尿病患者研發的新藥。在血糖毫無異常下服用，勢必隱藏一定的風險。俗話說：「是藥三分毒。」從愛美觀點出發的藥物亂用，務必慎之又慎。

胰島素功能失調

所謂胰島素功能失調，是指胰臟分泌的胰島素無法有效抑制血糖。因此，即使糖尿病患者服用剛才介紹的藥物，刺激胰島素加強分泌，也控制不了病情。

這種情況下，醫師大都開立雙胍類（Biguanides）降血糖藥品（見第 195 頁圖 5-5）。

在介紹藥物前，我們先來探討胰島素失效的原因。

其中一項因素是身體肥胖。

事實上，腹部的內臟脂肪會提供肝臟合成脂肪所需

的脂肪酸（Fatty acid），當肝臟內脂肪累積過多時，就會形成脂肪肝（Fatty liver），進而降低肝臟對胰島素的反應，導致胰島素阻抗。

此外，研究報告顯示，內臟脂肪所分泌的腫瘤壞死因子（Tumor Necrosis Factor α，簡稱TNF-α），也會降低胰島素的效果。

更糟糕的是，TNF-α不僅會讓內臟脂肪對胰島素無感，還會波及周圍的肌肉細胞，降低胰島素的效用。

由此可知，肥胖與胰島素的作用密切相關。

雙胍類藥物主要作用於肝臟，具有降低肝臟脂肪含量的效果，因此有助於改善胰島素的作用。

具體而言，它們會活化一種稱為AMPK（AMP-activated protein kinase，腺苷單磷酸活化蛋白激酶）的酵素，一方面抑制脂肪合成，一方面促進脂肪酸分解，從而減少肝臟中堆積的脂肪。

常用的治療藥物包括每福敏（Metformin，商品名：Metgluco、糖克能〔Glycoran〕）、丁福明[4]（Buformin，商品名：DIBETOS、胰復寧[5]〔Buformin Hydrochloride〕）。

第 5 章　生活文明病，怎麼用藥？

此外，雙胍類藥物還具備抑制人體肝臟製造葡萄糖的效果。

對於糖尿病患者而言，因為胰島素分泌不足，或是胰島素機能失調，使得升高血糖的賀爾蒙相對活躍，導致血糖節節上升。

而雙胍類藥物正是透過抑制這些賀爾蒙，達到平穩血糖的目的。

圖 5-5　雙胍類藥物可降低血糖

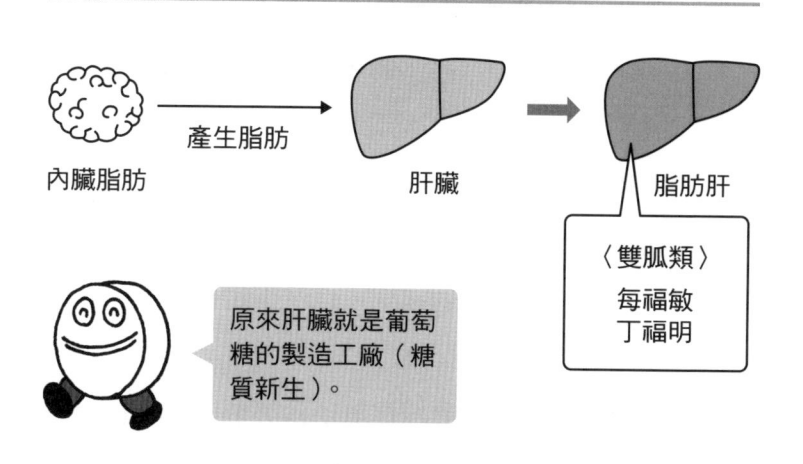

內臟脂肪 →產生脂肪→ 肝臟 → 脂肪肝

〈雙胍類〉
每福敏
丁福明

原來肝臟就是葡萄糖的製造工廠（糖質新生）。

---

4. 在臨床上幾乎已停用。
5. 臺灣曾有此商品，現較為罕見。

與胰島素無關的糖尿病藥物

事實上,糖尿病並非只有胰島素才能控制病情。接下來,讓我們來探討有哪些例外。

首先,是抑制餐後血糖急遽上升的藥物——α-葡萄糖苷酶抑制劑(α-Glucosidase inhibitor,見第198頁圖5-6 A)。

顧名思義,這個藥物抑制的是α-葡萄糖苷酶,而這種酵素正是小腸中的一種消化酶。

α-葡萄糖苷酶會將食物中的澱粉分解為麥芽糖(Maltose,一種雙糖,由兩個葡萄糖分子透過糖苷鍵連接而成),再進一步分解成葡萄糖。

而透過這個抑制劑,便能阻擋麥芽糖的分解。

換句話說,當澱粉無法分解成葡萄糖時,小腸便吸收不了,甚至延緩分解的速度,也就不怕進食後,血糖值飆升(見第198頁圖5-6 B)。

接下來,這些因為抑制劑無法被分解的麥芽糖會一路穿過小腸,最後抵達大腸。

此時,大腸裡的腸道細胞可就樂壞了,開始分解這

第 5 章　生活文明病，怎麼用藥？

些麥芽糖，並且在過程中產生大量氣體。因此，我們開始腹部脹氣、頻繁放屁，甚至腹瀉。

此外，α-葡萄糖苷酶抑制劑必須在食物尚未完全被消化時才能發揮作用。

因此，建議於用餐前五分鐘服用。

相關治療藥物包括伏格列波糖（Voglibose，商品名：Basen）、米格列醇（Miglitol，商品名：Seibule）、阿卡波糖（Acarbose，商品名：醣祿錠〔Glucobay〕）。從下頁圖 5-6 A 的分子結構可以看出，這些藥物的結構與葡萄糖非常相似。

也因此，α-葡萄糖苷酶一遇到這些藥物，會誤以為是麥芽糖，將它們吸附近來，結果反而受到抑制。

另外，上述提到的藥物不只能抑制麥芽糖的分解，對於砂糖中的主要成分——蔗糖也極其有效。其中，米格列醇還會抑制牛奶等乳製品中的乳糖分解；醣祿則是連澱粉的分解也會受到影響。

圖 5-6　小腸無法吸收，血糖值就會飆升

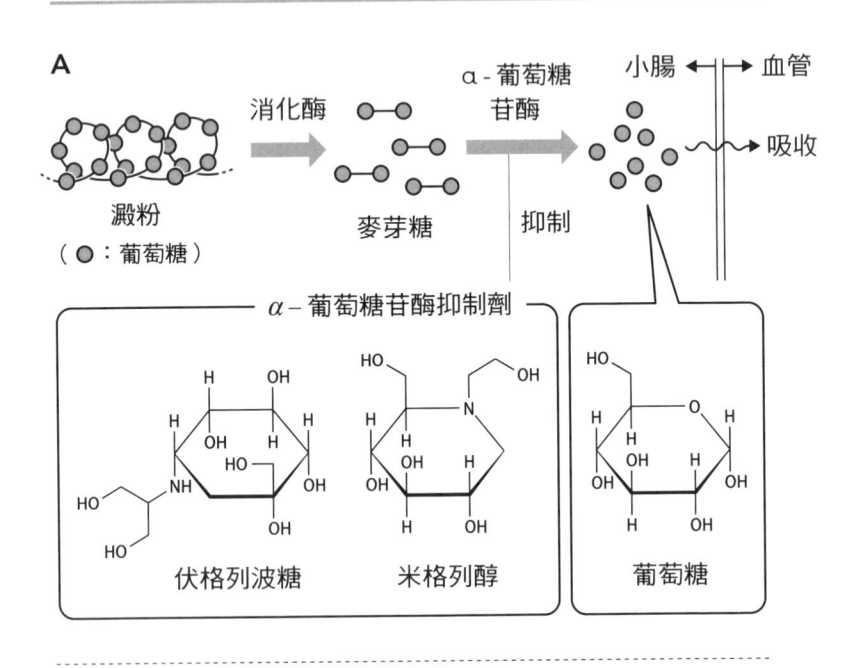

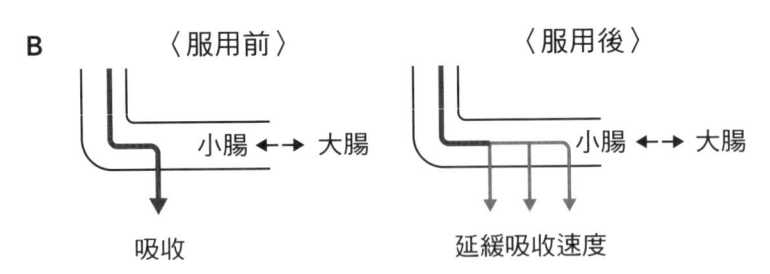

A

澱粉（●：葡萄糖）—消化酶→ 麥芽糖 —α-葡萄糖苷酶→ 小腸 ↔ 血管／吸收

抑制

── α-葡萄糖苷酶抑制劑 ──

伏格列波糖　　米格列醇　　　葡萄糖

B

〈服用前〉　　　　　　〈服用後〉

小腸 ↔ 大腸　　　　　小腸 ↔ 大腸

吸收　　　　　　　　　延緩吸收速度

改製自《藥物解析 Vol.2 第二版》（醫療資訊科學研究所編撰，2023 年 Medic Media 出版），第 36 頁。

第 5 章　生活文明病，怎麼用藥？

糖尿病新藥的另闢蹊徑

以上是一般糖尿病實施的藥物與療法。

接下來，要介紹翻轉過去思維的 SGLT2 抑制劑。例如，日本於 2014 年推出的伊格列淨（Ipragliflozin，商品名：Suglat）就是其中之一。

基本上，糖尿病藥物大都鎖定肝臟的胰島素功能。然而，SGLT2 抑制劑卻是將重點放在腎臟。藉由排尿讓血液中的葡萄糖順著釋出體外，進而降低血糖濃度。

但話說回來，我們先來看看腎臟是如何生成尿液（見下頁圖 5-7）？

① 在我們人體的腎臟中，有一團由微血管構成的腎小球（Glomerulus），負責將血管中的血液過濾生原尿。就尿液的生成而言，腎小球屬於第一階段，不會判斷這些物質是否對身體有用，每天大約可濾出 180 公升。

② 接著，原尿進入腎小管（Renal tubule），會透過周遭的微血管交換物質——對身體有用的物質會重新回收

家庭必備，藥物如何治療疾病

圖 5-7 腎臟如何生成尿液？

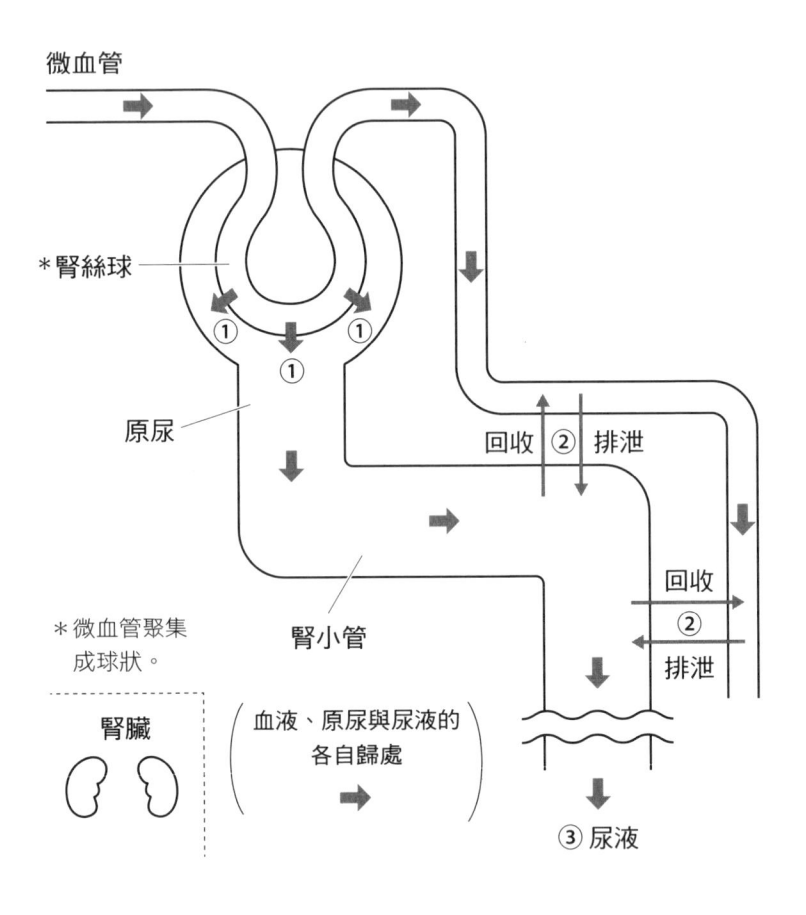

微血管

＊腎絲球

① ① ①

原尿

回收 ② 排泄

回收 ② 排泄

＊微血管聚集成球狀。

腎小管

腎臟

（血液、原尿與尿液的各自歸處）

③ 尿液

改製自《藥物解析 Vol.2 第二版》（醫療資訊科學研究所編撰，2023年 Medic Media 出版），第 38、39 頁。

第 5 章　生活文明病,怎麼用藥?

到血液中,而血液中多餘的物質則被排入原尿。在這個過程中,部分水分也會被回收到血液中。

③ 經過兩層篩選後,原尿會變成尿液被排出體外,一天大約只剩下 1.4 公升,比起原本 180 公升,算是大幅減少。

介紹完腎臟與排尿的關係,接下來就進入主題:糖尿病的新藥如何另闢蹊徑。

在尿液過濾的過程中,幾乎 100% 的葡萄糖會重新回收到血液中(見下頁圖 5-8)。

而在這個過程中,主要仰賴一種稱為「鈉－葡萄糖共同轉運蛋白」(Sodium glucose co-transporter,簡稱 SGLT)的膜上蛋白質。從下頁圖 5-8 可看出,SGLT 在細胞膜上開了一條通道,讓葡萄糖自由進出。

其中,主要有兩種蛋白質,負責此功能:SGLT1 與 SGLT2,其中 SGLT1 僅占 10%,而 SGLT2 則是高居 90%。

圖 5-8 在尿液過濾中，葡萄糖會被重新回收到血液中

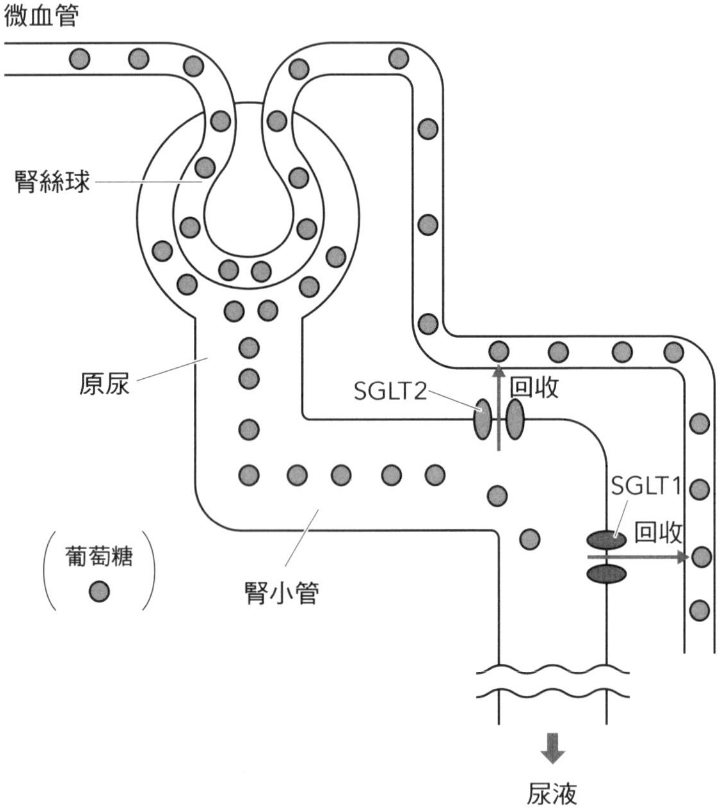

微血管
腎絲球
原尿
SGLT2
回收
SGLT1
回收
葡萄糖
腎小管
尿液

改製自《藥物解析 Vol.2 第二版》（醫療資訊科學研究所編撰，2023 年 Medic Media 出版），第 38、39 頁。

第 5 章 生活文明病,怎麼用藥?

當血糖過高時(圖5-9),腎臟無法將原尿中的葡萄糖完全回收到血液中,會導致部分葡萄糖殘留在尿液。

圖5-9 部分葡萄糖會殘留在尿液

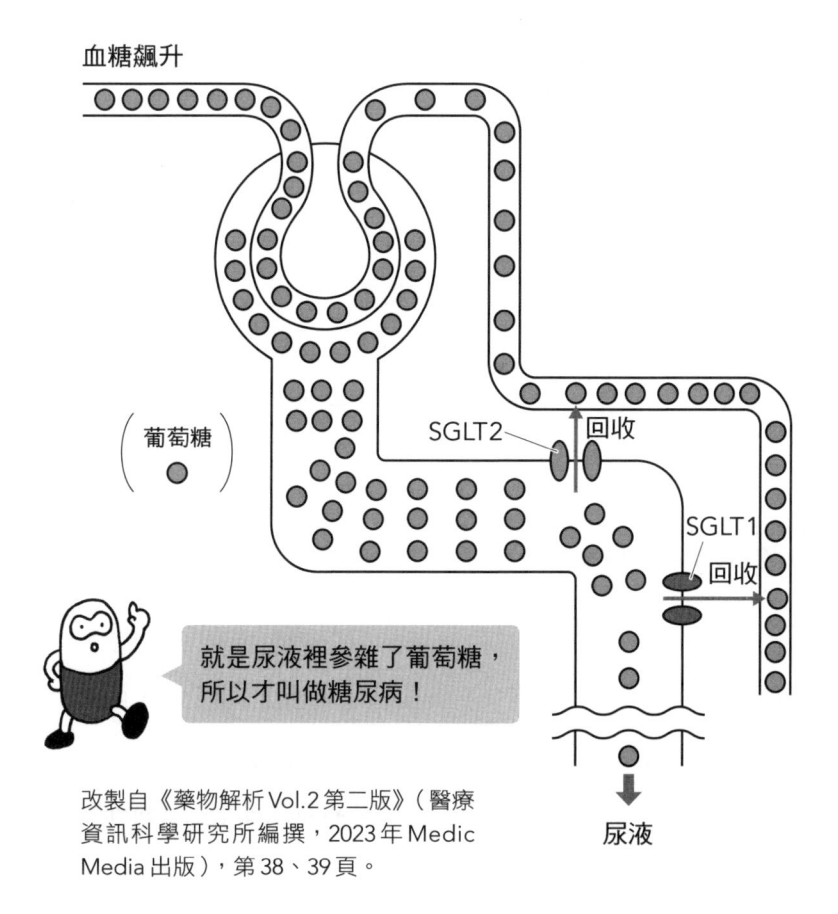

血糖飆升

(葡萄糖)

SGLT2 回收

SGLT1 回收

就是尿液裡參雜了葡萄糖,所以才叫做糖尿病!

尿液

改製自《藥物解析Vol.2第二版》(醫療資訊科學研究所編撰,2023年Medic Media出版),第38、39頁。

另一方面，SGLT2抑制劑，顧名思義，是透過抑制SGLT2的功能，阻斷葡萄糖回收到血液（見右頁圖5-10）。因此，葡萄糖無法被重新吸收，便直接從尿液中排出。

原本在某些病症中，當葡萄糖從尿中排出時，會被視為異常。然而，這類藥物卻反其道而行，主動讓葡萄糖從尿液中排出，乍看之下會以為病情惡化。但其實，這種逆向思考的做法，反而能有效降低血糖值。

另外，尿液中的葡萄糖需要水分（滲透壓）才能稀釋。因此，SGLT2還有利尿的功效。

但俗話說：「有一好，沒兩好。」利尿的反面就是容易脫水，服用這類藥物切記補充水分。

翻轉分子結構的巧思

接下來，要介紹的新藥是萃取自蘋果或梨子中的一種分子——果樹根皮苷（Phlorizin，第207頁圖5-11）。

早期實驗發現，若在動物體內注射此分子後，竟可以促使葡萄糖隨尿液排出體外，進而達到降血糖的效

第 5 章　生活文明病，怎麼用藥？

圖 5-10　SGLT2 抑制劑，阻斷葡萄糖重新進入血液

服用 SGLT2 抑制劑後

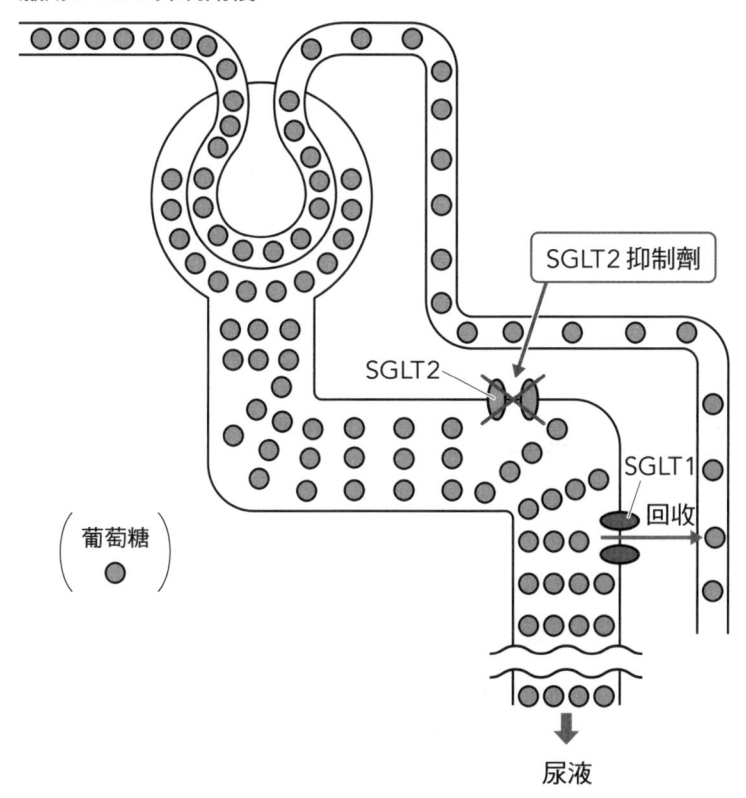

SGLT2 抑制劑

SGLT2

SGLT1

回收

葡萄糖

尿液

改製自《藥物解析 Vol.2 第二版》（醫療資訊科學研究所編撰，2023 年 Medic Media 出版），第 38、39 頁。

果。然而，如果餵食的話，因為消化酶過早分解的關係，反而得不到效果。

這是因為氧原子與碳原子被切斷（見右頁圖5-11）。

於是，科學家便想辦法讓碳原子取代氧原子，改為碳原子與碳原子的鏈接。在化學反應的機制下，消化酶便無法干擾果樹根皮苷釋放糖分。

在科學家的創意下，僅僅調整一下鏈接，便能達到預期的醫療效果。這就是我一再強調的，藥物的研發往往取決於如何巧妙應用分子的結構。

胰島素的投藥方法

除了服用藥物以外，施打胰島素也是糖尿病常見的療法之一。

前面說過糖尿病分為第1型與第2型。罹患第1型糖尿病時，因為胰島素分泌功能低下，病患必須自行施打針劑。

而第2型糖尿病患者一旦病情嚴重，也同樣逃脫不了這個命運。

第 5 章 生活文明病，怎麼用藥？

圖 5-11 氧原子與碳原子被切斷

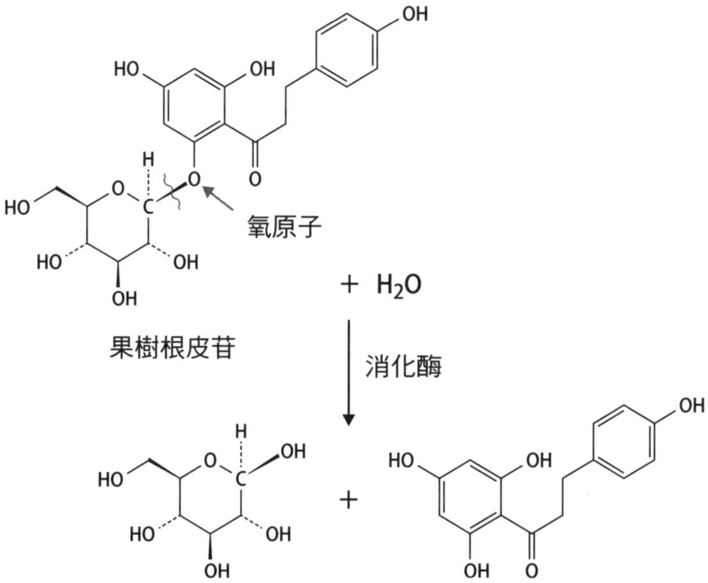

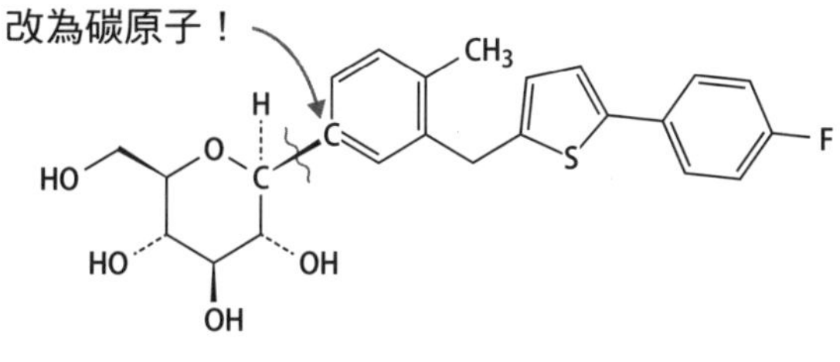

果樹根皮苷

+ H₂O

消化酶

可拿糖膜衣錠（Canagliflozin）

即使醫療的發達,已大幅度減緩針劑的疼痛感。然而,日復一日的施打仍是一種無形的壓力。

相信不少人會想,胰島素難道不能做成藥錠服用嗎?遺憾的是,還真的是無解。因為胰島素就如同蛋白質,是由幾十個胺基酸組而成的賀爾蒙。

如果用口服方式,還沒有發揮藥效,就會被消化酶分解得一乾二淨。這就是胰島素為什麼必須透過針劑施打的原因。

3 高血壓的判定基準

介紹完糖尿病,接下來是三高中的高血壓。

如字面所述,高血壓就是血壓處於超標的狀態。

但話說回來,什麼是血壓?所謂血壓,是指血液在血管內流動時,對血管壁造成的壓力。

當血液濃稠、血管狹窄或心跳加快等,都會導致血壓上升。

長期下來,粗一點的血管變得脆弱,細一點的血管則是變硬(也就是動脈硬化)。

如果放任不管,極可能引發腦出血(Cerebral hemorrhage)、腦梗塞、心肌梗塞或主動脈瘤(Aortic aneurysm)等疾病,甚至影響腎臟或視網膜的功能。

另外,當全身血液流動受阻時,心臟的左心室可能會變大。隨著長期承受高壓,心臟局部部位逐漸擴大,最後會導致心臟的泵血功能變差,血液無法順利送到全

身,這就是所謂的心臟衰竭。

高血壓的兩大主因

事實上,高血壓大致可以分為兩種類型。

一種是由賀爾蒙或腎臟疾病所引發的高血壓,稱為續發性高血壓(Secondary hypertension);另一種則是沒有明確原因的高血壓,亦即原發性高血壓(Essential hypertension,又稱本態性高血壓)。

大約有90％的高血壓屬於後者,也就是沒有明顯原因的高血壓,但通常與遺傳、年齡增長,以及肥胖、壓力、攝取過多食鹽或酒精等生活環境因素有關。

本書將以後者——與生活習慣相關的高血壓為主要討論有關重點。

高血壓的判定基準

在進入主題以前,先來介紹一段高血壓的知識。

相信各位都量過血壓,當護士說「血壓正常」,表

第 5 章　生活文明病，怎麼用藥？

示我們的血壓值低於 120∕80 mmHg。這個數值指的是動脈將血液輸往身體各處的脈壓，與靜脈無關。

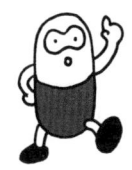

> 靜脈是將身體各處的血液送回心臟的血管，可別搞混了！

　　護士測量出來的血壓通常有兩個數值。第一個是血壓的最高值，第二個則為最低值。血壓的最高值和最低值會隨著心臟的泵浦功能所引起的收縮與舒張而變化，分別稱為「收縮壓」（Systolic blood pressure）、「舒張壓」（Diastolic blood pressure）。

　　毫米汞柱（mmHg）則是壓力的計量單位。

　　有些讀者可能會想：壓力後面接的不是百帕（hPa）嗎？事實上，壓力也分好多種。例如：百帕指的是大氣壓力，而 mmHg 則是脈壓。

> 毫米汞柱的計量符號，是利用水銀（Hg）檢測壓力。

問題是,當護士對你搖搖頭說「血壓有點高」,就表示收縮壓與舒張壓的其中之一,或兩者都高於140／90 mmHg。換句話說,就是超標。

不過,各位也無須過於緊張。因為血壓往往受心情影響,這就是所謂的「白袍高血壓」(White coat hypertension)。就好比有些人一遇到考試就猛跑廁所,情緒的不安或緊張也會影響檢測值。

相反的,有時則是醫院裡量的血壓正常,晨起或晚間的血壓卻特別高,這種情況稱為「隱匿性高血壓」(Masked hypertension),反而要多加注意。

若是居家自行量測,建議固定早晚各量一次,以免誤判與錯失治療時機。

一般說來,高血壓可透過飲食、運動、戒酒或禁菸等生活習慣加以改善。

但病情嚴重時,便只能借助藥物的力量。

接下來,讓我帶各位了解目前常見的高血壓藥物。

4 自律神經抑制劑如何發揮效果？

話說回來，高血壓是吃藥就能控制的嗎？

市面上又有哪些藥物？

首先是，交感神經抑制劑（Sympatholytic drugs）。這是透過管控交感神經，讓血壓恢復平穩的療法。

事實上，我們人體的自律性活動，著要是由交感神經（Sympathetic nervous system，簡稱 SNS）與副交感神經（Parasympathetic nervous system，簡稱 PNS）所控制。

人體的呼吸、消化、排泄、血液循環與體溫等全靠這兩大神經系統調控，才能平穩的維護生命機能。

而它們既不敲鑼也不打鼓，而是默默的執行任務。因此，又稱為自律神經（Autonomic nervous system）。

正如前文所述，當我們處於興奮狀態時，是由交感神經主導；當我們較為放鬆時，則是由副交感神經發揮作用。

當交感神經占上風時，可以想像成你正處於狩獵獵物，或是逃離凶猛野獸，這樣比較容易理解。

換句話說，當我們消耗能量時，心跳會加快、血管收縮，導致血壓上升。此時，除了身體會開始大量流汗、瞳孔放大，支氣管也會擴張，以吸入更多的氧氣。

另一方面，為了避免能量浪費，消化功能會暫停，一旦腸胃蠕動減慢，唾液分泌減少，就會讓人口乾舌燥。此外，排尿的功能也會被暫時抑制。

那副交感神經？如果用剛才的例子來說，當獅子正悠閒的享用獵物時，就是副交感神經主導的狀態。

對人類來說，當我們身心放鬆時，正是在儲存能量。這時心跳會減慢、血管擴張、血壓下降，瞳孔縮小、支氣管收縮。與此同時，腸胃也會恢復正常的消化功能，並且促進排尿。

自律神經的親友團

在了解自律神經以後，讓我陪同各位繼續看下去。

不論是動如脫兔或靜如處子，都是透過神經細胞將

資訊從大腦、脊髓,一路傳達到各個器官的細胞。

當交感神經發揮作用時,一般會在最後的階段,從神經細胞延伸出的長形部位,釋放出去甲腎上腺素。然後,去甲腎上腺素會與心臟、血管或支氣管等細胞中的腎上腺素受體(Adrenergic receptor)結合,傳達交感神經的指令(見下頁圖5-12)。

除了透過末梢神經直接傳遞訊息以外,交感神經也能間接啟動腎臟上方的小腺體,亦即腎上腺(Adrenal gland,或稱副腎),促使腎上腺髓質釋放腎上腺素進入血液,發揮相同效果。

另一方面,當副交感神經發揮作用時,則需要乙醯膽鹼(Acetylcholine)。

乙醯膽鹼同樣是由神經細胞分泌,並作用於心臟、血管、氣管等細胞上的乙醯膽鹼受體,進而發揮副交感神經的生理效果。

交感神經與副交感神經便是在同樣的機制下,時而動如脫兔、時而靜如處子[6]。

---

6. 人體之所以大量出汗雖然是交感神經傳達的資訊,但此時釋放的卻是乙醯膽鹼。

圖5-12 交感神經如何下達指令?

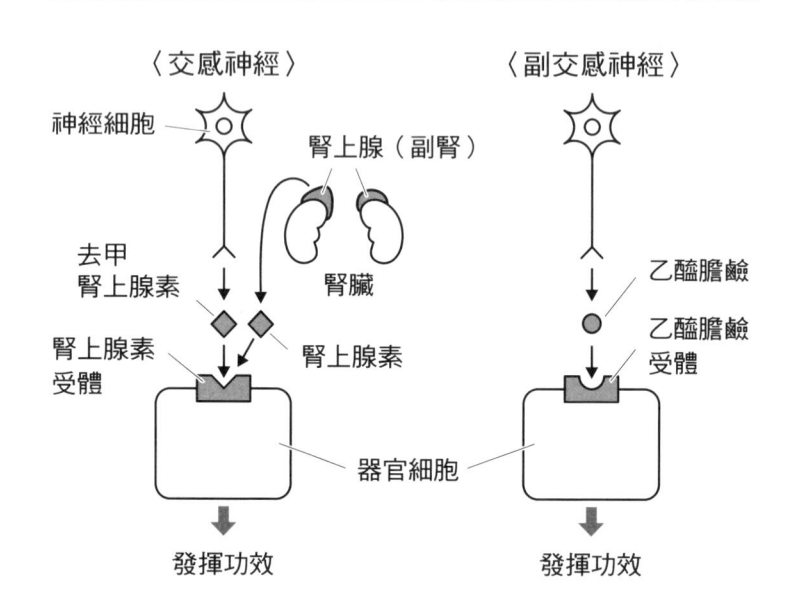

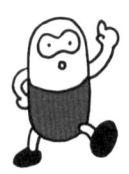

〈交感神經〉　　　〈副交感神經〉

神經細胞
腎上腺（副腎）
去甲腎上腺素
腎臟
腎上腺素
腎上腺素受體
乙醯膽鹼
乙醯膽鹼受體
器官細胞
發揮功效　　　發揮功效

> 其實，乙醯膽鹼受體分：蕈毒鹼性乙醯膽鹼受體（Muscarinic acetylcholine receptors）或蕈毒鹼受體（Muscarinic receptor）。

> 蕈？蕈啥？

> 蕈毒鹼！一開始只知道這種菇類的毒素會刺激副交感神經，後來才發現其實是影響乙醯膽鹼。

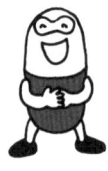

心臟與血管的雙管齊下

介紹完高血壓的基本常識以後,接下來進入主題:交感神經抑制劑如何發揮效果。

這類藥物主要用於減緩血管收縮與心臟亢奮(如心跳加快或收縮功能)。

不論是血管也好,心臟也罷,都是因為血壓上升,讓交感神經不得不做出反應。

前面說過,交感神經是透過腎上腺素受體來傳達訊息。事實上,此時的受體還分為 α、β 兩種[7]。

當交感神經需要讓血管收縮時,會透過血管細胞上的 α 受體下達指令。若要讓心跳加快,則是由心臟細胞上的 β 受體擔任傳令兵(見第219頁圖5-13)。

交感神經抑制劑的功效,就是抑制 α 受體與 β 受體,以避免血壓升高。

---

7. 精準的說,受體尚可細分為 α1B、α1D、α2A、α2B、α2C、β1、β2、β3 受體等。

其中，β 受體抑制劑（β-blocker）的主要功能，是阻斷去甲腎上腺素或腎上腺素與 β 受體的結合，進而抑制交感神經的活性。

常見的藥物包括普萘洛爾（Propranolol，商品名：恩特來〔Inderal〕）、阿替洛爾（Atenolol，商品名：天諾敏〔Tenormin〕）。

而這類藥物之所以搶著與受體結合，就是讓交感神經無法傳達訊息。

因此，才能緩解心臟亢奮或降低飆升的血壓。

此外，科學家還研發出一款 $\alpha\beta$ 雙重抑制劑。

例如：卡維地洛（Carvedilol，商品名：Artist）、阿羅洛爾（Arotinolol，商品名：阿爾馬爾〔Almarl〕），這類藥物能同時阻斷 α 受體與 β 受體。

等於雙管齊下，一次解決心臟功能與血管收縮的雙重問題。

如上所述，透過這些抑制劑的神助攻，讓交感神經無法傳達訊息，血壓便自然維持平穩。

第 5 章　生活文明病，怎麼用藥？

圖 5-13　交感神經藉由血管細胞中的 α 受體傳達指令

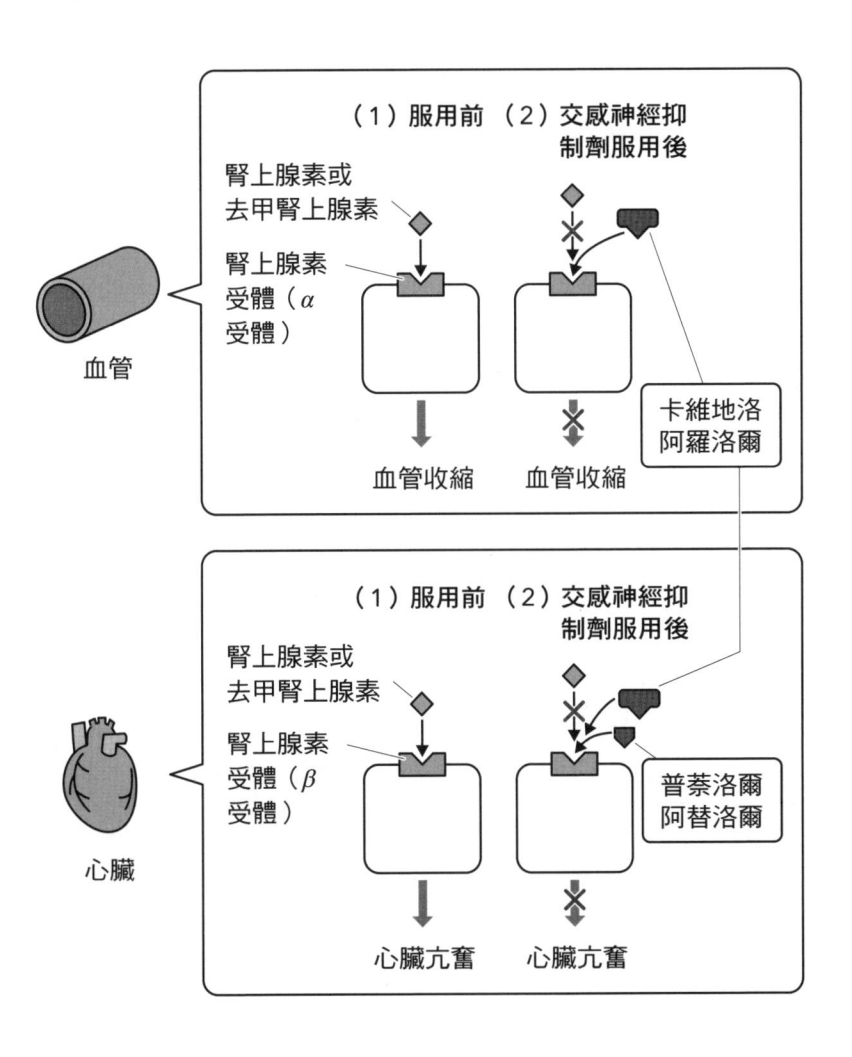

血管

腎上腺素或去甲腎上腺素

腎上腺素受體（α 受體）

（1）服用前　（2）交感神經抑制劑服用後

血管收縮　血管收縮

卡維地洛
阿羅洛爾

心臟

腎上腺素或去甲腎上腺素

腎上腺素受體（β 受體）

（1）服用前　（2）交感神經抑制劑服用後

心臟亢奮　心臟亢奮

普萘洛爾
阿替洛爾

219

體內水分的調控

接下來介紹與腎臟有關的利尿劑。

所謂利尿劑，顧名思義就是藉由排尿，減少體液（Body fluid）的整體含量。

如此一來，血管中循環的血液量也隨之降低，進而達到平穩血壓的效果。

當然，許多情況下都可能用到利尿劑，但針對高血壓患者所開立的，則以苯噻類居多。

具體來說，包括氫氯噻嗪（Hydrochlorothiazide）、三氯甲噻嗪（Trichlormethiazide，商品名：服爾伊得安〔Fluitran〕）。這類利尿劑有助於腎臟將鈉離子（Na^+）排出體外。

鈉是我們人體所需的礦物質之一，通常以鈉離子（Na^+）的形式存在於體內，也是食鹽（NaCl）的主要成分，相信大家並不陌生。

而帶正電荷的鈉離子，則扮演著人體不可或缺的重要功能。

例如：調節體內水分含量、協助神經細胞傳達訊息等功能。

如第222頁圖5-14所示，腎臟中存在一種名為「鈉氯同向轉運體」（Sodium–chloride cotransporter，簡稱NCC）的蛋白質，負責將原尿中的鈉離子（Na^+）回收到血液中。

這種蛋白質和SGLT（第199頁）一樣，都是從原尿中回收物質的運輸蛋白。其作用流程如下：

① 噻嗪類利尿劑會抑制鈉氯離子運輸蛋白。
② 因此，鈉離子（Na^+）在被回收到微血管時會受到抑制，導致尿中鈉離子的排泄量增加。
③ 身體會試圖稀釋增加的尿中鈉離子，因此水分（H_2O）的排泄也會增加（滲透性利尿）。

抑制血管收縮

除了前面介紹的幾種藥物外，有些降血壓藥是以血管為目標。

圖 5-14 協同運輸蛋白，
將尿的鈉離子回收到血液中

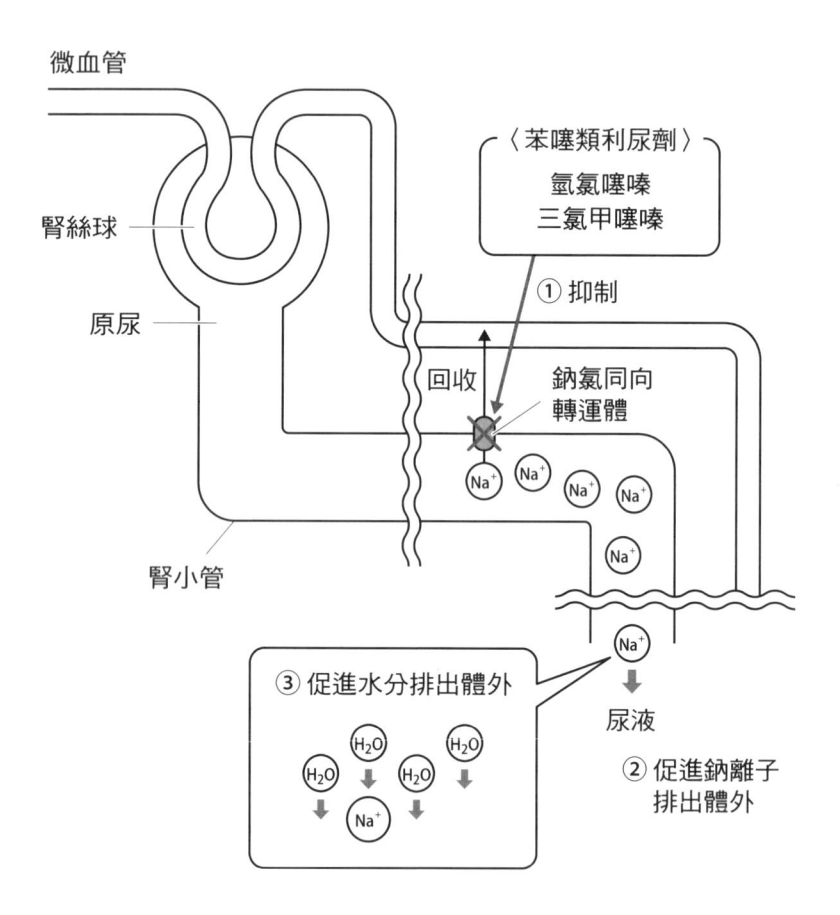

微血管

〈苯噻類利尿劑〉
氫氯噻嗪
三氯甲噻嗪

腎絲球

① 抑制

原尿

回收

鈉氯同向
轉運體

Na^+ Na^+ Na^+ Na^+

Na^+

腎小管

Na^+

尿液

③ 促進水分排出體外

H_2O H_2O H_2O
H_2O Na^+

② 促進鈉離子
排出體外

第 5 章　生活文明病，怎麼用藥？

　　例如：腎素—血管張力素系統抑制劑（Renin-angiotensin-system inhibitor，簡稱 RASi）就是針對一種稱為「腎素」（Renin）的酵素，藉由阻斷血管收縮素 II 的作用，以便抑制血管收縮、達到降低血壓的效果（見第 225 頁圖 5-15）。

　　首先，讓我們來了解一下這個機制。

　　腎臟分泌的腎素，一旦遇到來自肝臟的蛋白質血管收縮素原（Angiotensinogen），便會將其轉化為血管收縮素 I。

　　接著，血管收縮素 I 會在肺部血管中，經由血管收縮素轉化酶，進一步分解為血管收縮素 II。

　　當血管收縮素 II 與血管細胞中的血管收縮素 II 受體結合後，便會促使血管收縮。

　　不料，這樣的調節機制有時會出現反效果。因為腎臟之所以分泌腎素，就是為了避免血壓過低，沒想到反而引發高血壓。

　　據上述機制可知，抑制血管收縮素轉化酶可有效降低血壓。例如：ACE 抑制劑（Angiotensin-converting enzyme inhibitor），代表性藥物是卡托普利；改良自卡

托普利的依那普利（Enalapril，商品名：Renivace），及咪達普利鹽酸鹽（Imidapril hydrochloride，商品名：Tanatril）等，也是醫師常用的藥物。

此外，還有另一類藥物能結合血管張力素 II 受體，來阻斷血管收縮素 II 作用（亦即血管張力素 II 受體阻斷劑 [8]），如氯沙坦（Losartan，商品名：Nu-Lotan）、坎地沙坦（Candesartan cilexetil，商品名：Blopress）、阿齊沙坦（Azilsartan，商品名：Azilva）等。

以及一類稱為鈣離子通道阻斷劑（Calcium channel blocker，簡稱 CCB）的藥物，會直接作用於血管平滑肌（見第 227 頁圖 5-16）。

當血管收縮時，實際上就是這些肌肉在收縮。前面提到的交感神經和腎素－血管張力系統，正是透過調節血管平滑肌的收縮來控制血壓。

那麼，要讓平滑肌收縮，必須先活化細胞內負責肌肉運動的蛋白質，稱為肌凝蛋白（見第 28 頁）。

肌凝蛋白的活化，則仰賴細胞內鈣離子（Ca^{2+}）濃

---

8. Angiotensin II Receptor Blocker 的縮寫。

第 5 章　生活文明病，怎麼用藥？

圖 5-15　腎臟分泌腎素，
　　　　　是為了避免血壓過低

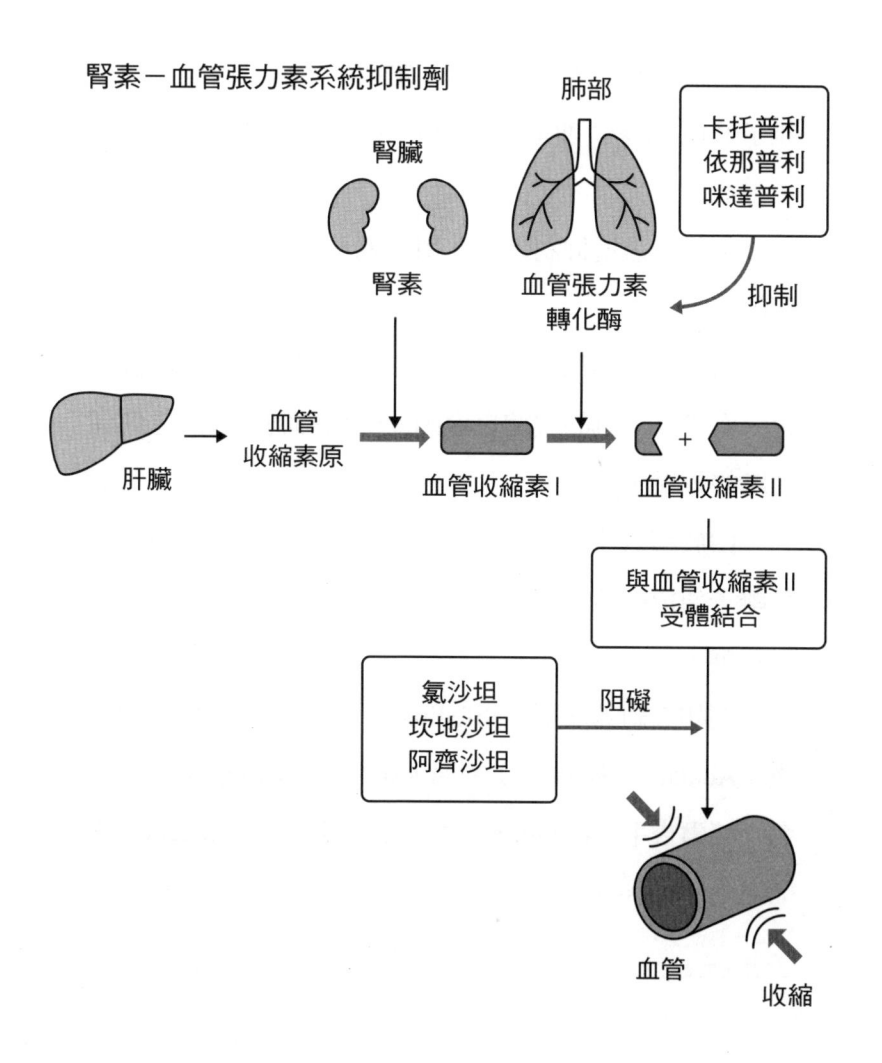

腎素－血管張力素系統抑制劑

肺部

腎臟

卡托普利
依那普利
咪達普利

腎素

血管張力素
轉化酶

抑制

肝臟 → 血管收縮素原 → 血管收縮素 I → 血管收縮素 II

與血管收縮素 II 受體結合

氯沙坦
坎地沙坦
阿齊沙坦

阻礙

血管

收縮

度的上升。當鈣離子濃度增加時，這個訊息會被傳遞，進而啟動肌凝蛋白。鈣離子和鈉離子一樣，都是重要的礦物質。

鈣離子要進入人體細胞，主要是透過細胞膜上的鈣離子通道（Ca^{2+} 通道）。這扇門會打開，讓外面的鈣離子跑進來。

鈣離子通道抑制劑的作用，就是抑制鈣離子通道的開啟。

當鈣離子無法順利進入細胞，肌凝蛋白就無法被活化，血管平滑肌的收縮也會因此受到抑制，進而達到降血壓的效果。

由於藥效佳、副作用少，加上價格僅次於利尿劑，鈣離子通道阻斷劑幾乎是醫師們在開立降血壓藥時的不二首選。

例如：硝苯地平（Nifedipine，商品名：冠達悅軟膠囊〔Adalat〕、Sepamit）／尼卡第平（Nicardipine，商品名：培爾吉平〔Perdipine〕）、合必爽錠（Diltiazem，商品名：Herbesser）。

圖 5-16　降血壓藥的機制

鈣離子通道抑制劑

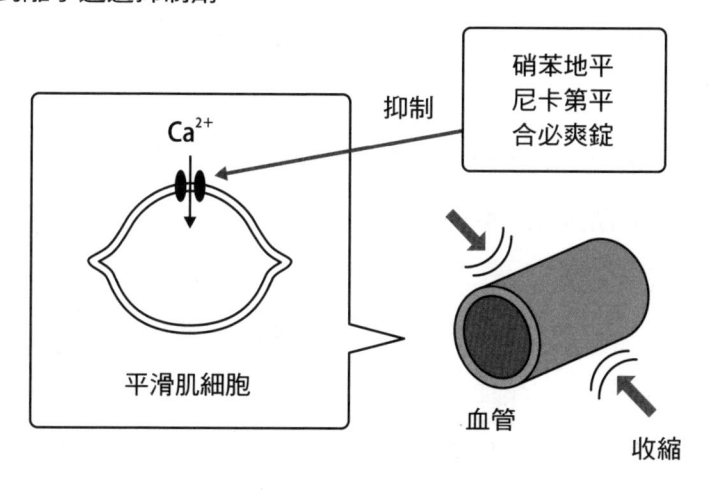

平滑肌細胞　Ca²⁺　抑制　硝苯地平　尼卡第平　合必爽錠

血管　收縮

5 膽固醇有好人，也有壞人

最後，讓我們來介紹血脂異常。

眾所周知，醣類、脂質與蛋白質是人體必需的三大營養素。

一提起脂質，相信各位都會聯想到膽固醇或三酸甘油酯。

簡單來說，所謂高血脂，就是血液中脂質的濃度超標（按：總膽固醇 ≥ 200 mg/dL〔為每分升毫克〕）。這種現象大都來自於不良的生活習慣。例如：熱量攝取過多、飲食不規律、嗜酒、抽菸或缺乏運動等。

因此，高血脂也是糖尿病或肥胖的預備軍。

由於高血脂是日常累積而來，並不容易察覺。如果放任不管，動脈就會逐漸硬化。

嚴重的話，還可能引發心絞痛（亦即狹心症）、心肌梗塞、腦梗塞或主動脈瘤等致命的併發症。

第 5 章　生活文明病,怎麼用藥?

膽固醇有分好壞

在談治療藥物之前,還是先來認識一下脂質。

在健康檢查或健檢中,脂質檢查的主要項目包括低密度脂蛋白膽固醇(Low-density lipoprotein,以下簡稱LDL)、高密度脂蛋白膽固醇(High-density lipoprotein,以下簡稱HDL)與三酸甘油酯。

一般說來,LDL通常被稱為「壞膽固醇」,而HDL則是「好膽固醇」。

這兩項指標與高血脂有密不可分的關係,各位可別忘記了。

話說回來,什麼是膽固醇?什麼又是三酸甘油酯?

下頁圖5-17,是膽固醇與三酸甘油酯的基本結構。圖中左右兩端的長方形區域,代表可以對應到各種不同的結構。

然而,就像水會排斥植物油或肉類的油脂,脂質的最大特色就是不溶於水。

但另一方面,圖中的羥基與水分子(H_2O)結構類似,反而打破油水分離的慣性。換句話說,部分膽固醇

仍存在親水性（詳見第233頁）。

圖 5-17　膽固醇與三酸甘油酯的基本結構

〈膽固醇〉

〈三酸甘油酯〉

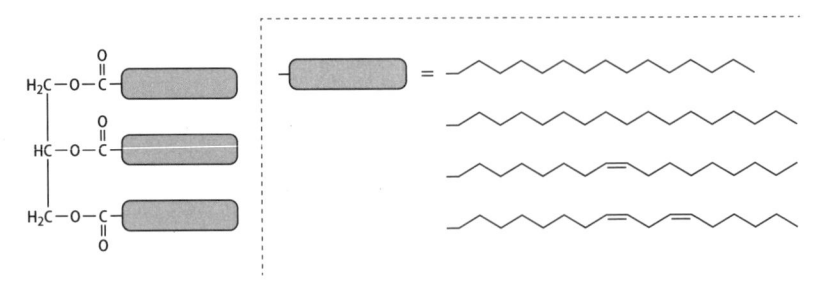

第 5 章 生活文明病，怎麼用藥？

膽固醇其實是好人

一般來說，食物中的膽固醇會被小腸吸收，然後送往肝臟；另外，膽固醇也可以在肝臟內自行合成。

雖然膽固醇總是背負罵名，但人體沒有膽固醇還真是不行。

膽固醇不僅是細胞膜的主要成分，也在皮膚的角質層中擔任著保護的角色。此外，幫助提高血糖的皮質醇、雌激素（Estrogen）、雄激素（Androgen）等性賀爾蒙，都是由膽固醇合成的。由此可見，膽固醇是我們身體不可或缺的好幫手。

三酸甘油酯的能量之旅

同樣的，食物中也含有三酸甘油酯，經過人體吸收後，會與膽固醇一起被送往肝臟。

但不同的是，三酸甘油酯的功能比較單純，主要作為身體細胞的能量來源。血液中的三酸甘油酯，會經由脂蛋白脂酶（Lipoprotein lipase）或肝脂酶（Hepatic lipase）分解為：甘油（Glycerol）與脂肪酸。

此外，儲存在脂肪組織中的中性脂肪，也會根據身體的需求，在賀爾蒙敏感性脂解酶（Hormone-sensitive lipase）的催化下被分解。

其中，脂肪酸可直接作為身體細胞的能量來源；而肝臟則需要甘油才能糖質新生，成為可利用的能量（圖5-18）。

圖5-18 三酸甘油酯

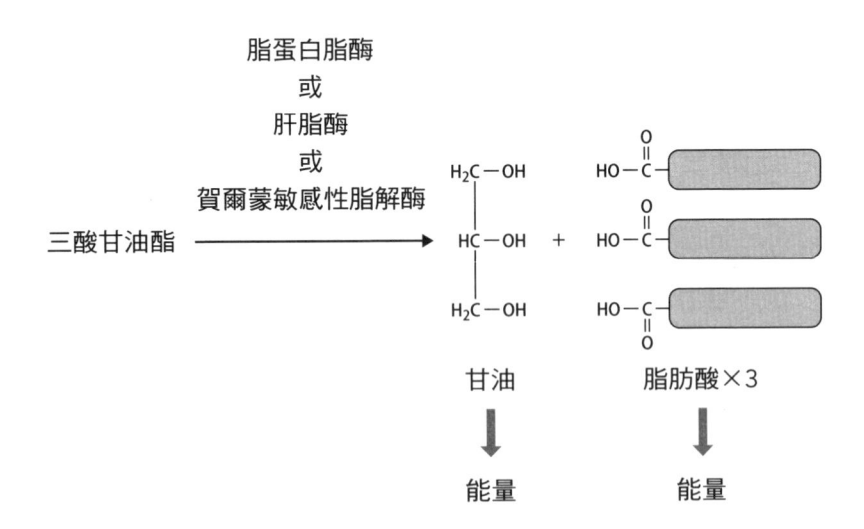

三酸甘油酯 $\xrightarrow{\text{脂蛋白脂酶 或 肝脂酶 或 賀爾蒙敏感性脂解酶}}$

H_2C-OH
$HC-OH$ + 脂肪酸 × 3
H_2C-OH

甘油 → 能量

脂肪酸×3 → 能量

LDL 和 HDL 的共同點

所謂 LDL 或 HDL，實際上是由蛋白質和脂質結合而成的複合物，兩者都負責將膽固醇運送到全身各處。

為了方便理解，我們將這兩種分別稱為壞膽固醇（LDL）與好膽固醇（HDL）。事實上，LDL 和 HDL 不僅含有膽固醇，也同樣含有三酸甘油酯、蛋白質與磷脂質等成分（見下頁圖 5-19）。

那為什麼又有好壞之分？其中的差異就在於：成分的比例。LDL 的成分以膽固醇居多，幾乎占了一半。相反的，HDL 則是蛋白質約占一半。

就功能來說，這兩個複合物就像運輸工具，負責運送膽固醇。

膽固醇與三酸甘油酯本身不易溶於水，因此必須借助親水性的蛋白質與磷脂質（按：這些親水性的成分構成複合體的外層，使其能在血液中穩定存在），將自己包裹成球狀結構，才能在以水為主的血液中穩定流動。

然而，如下頁圖 5-19 所示，帶有羥基的膽固醇也會朝外，加強與血液的親和性，使脂質得以順利在人體血

圖 5-19 膽固醇是複合體，要看比例成分

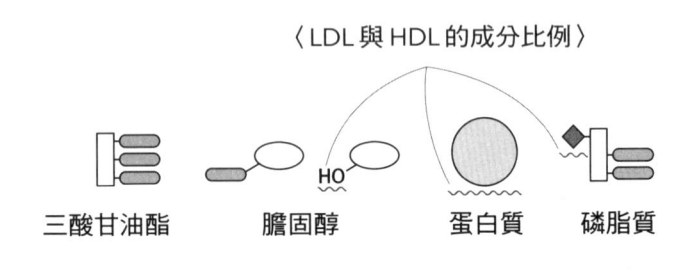

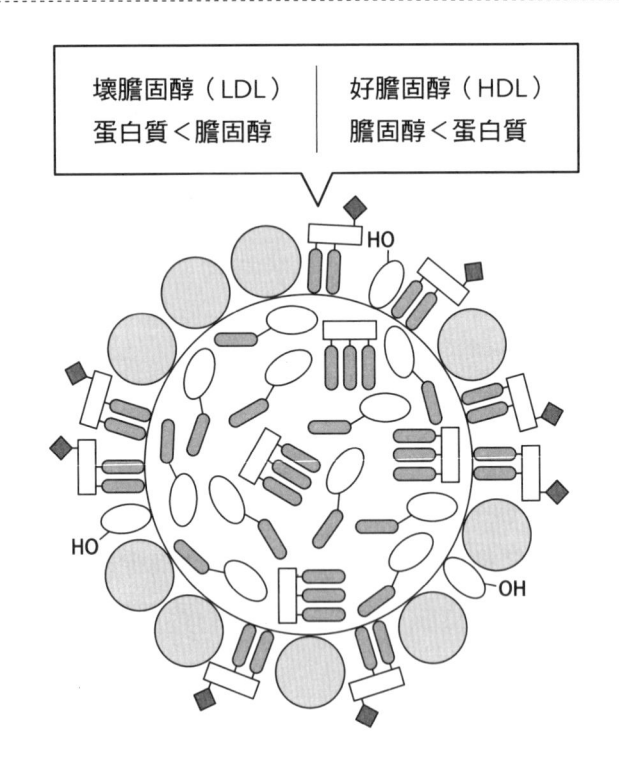

〈LDL 與 HDL 的成分比例〉

三酸甘油酯　　膽固醇　　蛋白質　　磷脂質

壞膽固醇（LDL）
蛋白質＜膽固醇

好膽固醇（HDL）
膽固醇＜蛋白質

管中運送。

LDL 與 HDL 的作用

接下來,讓我們來了解 LDL 與 HDL 各自的作用。

首先,LDL 的任務是將肝臟的膽固醇運輸到全身各組織(見下頁圖 5-20)。

當壞膽固醇過多時,就有可能罹患高膽固醇血症(Hypercholesterolemia)。

因為 LDL 含有大量膽固醇,容易對血管造成不良影響。當 LDL 過多時,會沉積在血管壁上,導致血管內腔逐漸狹窄,最終可能引發動脈硬化。

另外,人體的動脈負責將血液從心臟輸送到全身,靜脈則是將血液回流至心臟。與平緩的靜脈相比,動脈的血流壓力更高,血管壁也較容易受損,因此更容易發生動脈硬化。

如前所述,糖尿病或高血壓都可能成為動脈硬化的誘因。再加上高血脂,情況更是一發不可收拾。那麼,HDL 又有哪些作用?

圖 5-20　LDL 含有大量膽固醇，容易引發動脈硬化

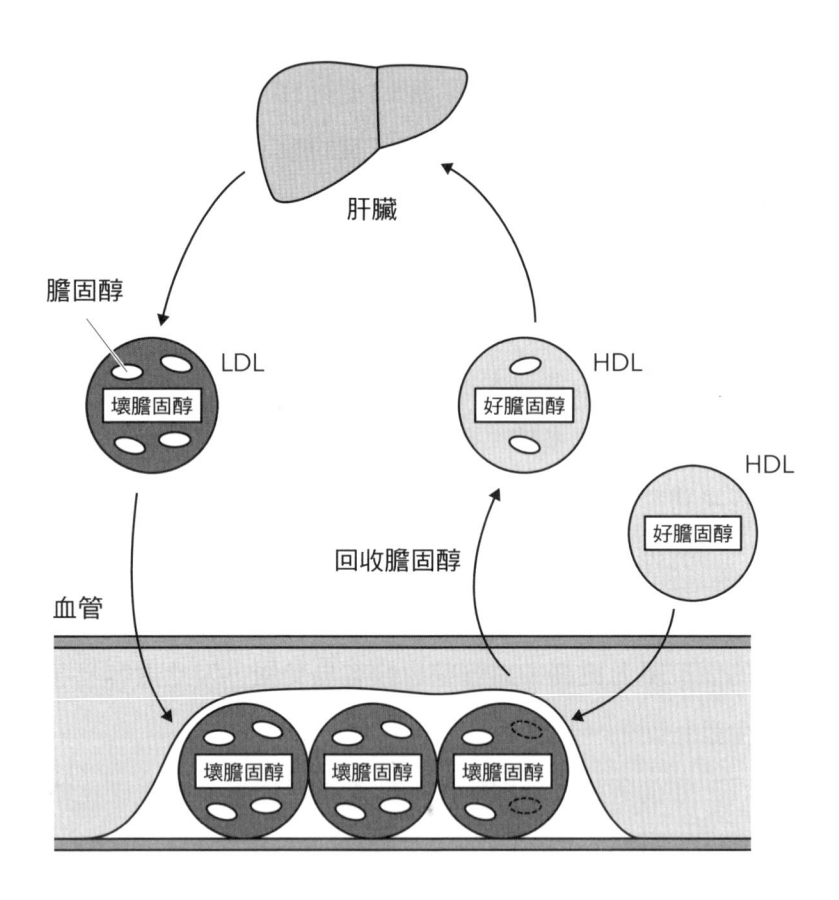

肝臟

膽固醇

LDL
壞膽固醇

HDL
好膽固醇

HDL
好膽固醇

回收膽固醇

血管

壞膽固醇　壞膽固醇　壞膽固醇

第 5 章　生活文明病，怎麼用藥？

　　HDL 也是一種膽固醇複合物，在血液中運行，但它的主要功能是回收多餘的膽固醇，將其帶回肝臟代謝，因此被稱為好膽固醇。

　　與 LDL 不同的是，HDL 是將多餘的膽固醇從周邊組織運回肝臟。當 LDL 過多時，容易導致動脈硬化。相反的，**若 HDL 增加，則能像血管清道夫一樣，回收多餘的膽固醇，降低動脈硬化的風險。**

　　同理可證，當 HDL 太少時，動脈硬化的風險就會相對提高。例如：低高密度脂蛋白膽固醇血症（hypo-HDL cholesterolemia，簡稱低 HDL 血症）

　　最後，我們來談談三酸甘油酯與動脈硬化的關係。

　　當飲食中的三酸甘油酯到達肝臟以後，會形成壞膽固醇。因此，三酸甘油酯攝取過多，等於間接壯大 LDL 的兵馬，讓動脈逐漸硬化。

　　在脂質檢查項目中，除了 LDL 和 HDL 外，也須注意三酸甘油酯的數值。當三酸甘油酯的數值超標時，稱為高三酸甘油酯血症（hypertriglyceridemia），這也是脂質異常症的一種。

6 降脂的四大機制

血脂異常症是現代人三高之一,最好的對策就是從改善生活習慣做起。如果經過3個月到6個月仍未見效,才會考慮藥物治療。

這時所使用的藥物,主要用來降低LDL或三酸甘油酯,藉此有效改善血脂異常的狀況。

接下來,讓我們看一看這些藥效機制。

鎖定膽固醇的源頭

首先,是「斯他汀」(Statin,HMG-CoA 還原酶抑制劑)。

這類藥物主要在肝臟發揮作用,而肝臟正是與膽固醇代謝密切相關的重要器官。

如前所述,體內的膽固醇除了來自食物,還有70

第 5 章　生活文明病，怎麼用藥？

％是在肝臟自行合成，食物僅占 30%。

既然肝臟是膽固醇的製造工廠，斯他汀鎖定肝臟也就不難理解。

目前常見的斯他汀類藥物有：

- 普伐他汀鈉，商品名：美百樂（Mevalotin）。
- 辛伐他汀（Simvastatin），商品名：Lipovas。
- 氟伐他汀鈉（Fluvastatin sodium），商品名：Lochol。

其中，由第一三共製藥所研發的普伐他汀鈉，在日本更創下 1,000 億日圓營業額的紀錄（按：全書日圓兌換新臺幣匯率，皆以臺灣銀行在二〇二五年七月公告之均價〇‧一九元為準，約新臺幣一百九十億元）。

值得一提的是，普伐他汀的原始化合物「ML-236 B」（又稱 Compactin），最初其實是從青黴菌中分離出來的分子。

這就如同當年佛萊明從青黴中發現青黴素（盤尼西林）一樣，再次展現出青黴菌在人類藥物研發上的重大貢獻。

ML-236B 可是日本博士遠藤章從六千多個黴菌與菇類的檢體中,千辛萬苦得來的成果。

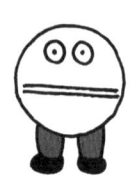

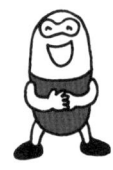

然後,第一三共就研發出新藥了?

事情哪有這麼簡單,臨床試驗失敗了。不過,ML-236B 倒是研發出不少斯他汀類藥物。

簡單的說,這一類藥物是透過以下步驟,抑制 HMG-CoA 轉化為甲羥戊酸(Mevalonic acid,見第 242 頁圖 5-21)。

① 抑制 HMG-CoA 還原酶的運作。
② 減少肝臟內膽固醇的合成。
③ 降低膽固醇濃度,並促進肝臟回收血液中的 LDL。

換句話說,此時的肝臟充滿危機感,於是拚命回收血液中的 LDL,以便補充膽固醇的庫存。

如此一來,血液中自然不會有過量的LDL。

小腸也不可放過

此外,還有一類藥物稱為「小腸膽固醇吸收抑制劑」(Intestinal cholesterol absorption inhibitor)。

例如:依澤替米貝(Ezetimibe,商品名:Zetia)便是其中之一。

由於膽固醇是經由小腸吸收進入體內,因此小腸也成為可以鎖定的治療目標(見第242頁圖5-21①′)。

膽固醇主要是透過小腸細胞上的一種名為NPC1L1的蛋白質所吸收。依澤替米貝的作用就是抑制這種蛋白質的功能,進而減少膽固醇的吸收,使未被吸收的膽固醇隨糞便排出體外(見第242頁圖5-21②′)。

但事情並不止於此。當肝臟發現來自食物的膽固醇減少時,便會像斯他汀的機制一樣,主動增加LDL受體,積極從血液中回收更多LDL(見第242頁圖5-21③)。

因此,即使只鎖定小腸的膽固醇吸收,也能有效降

圖 5-21　膽固醇靠小腸吸收

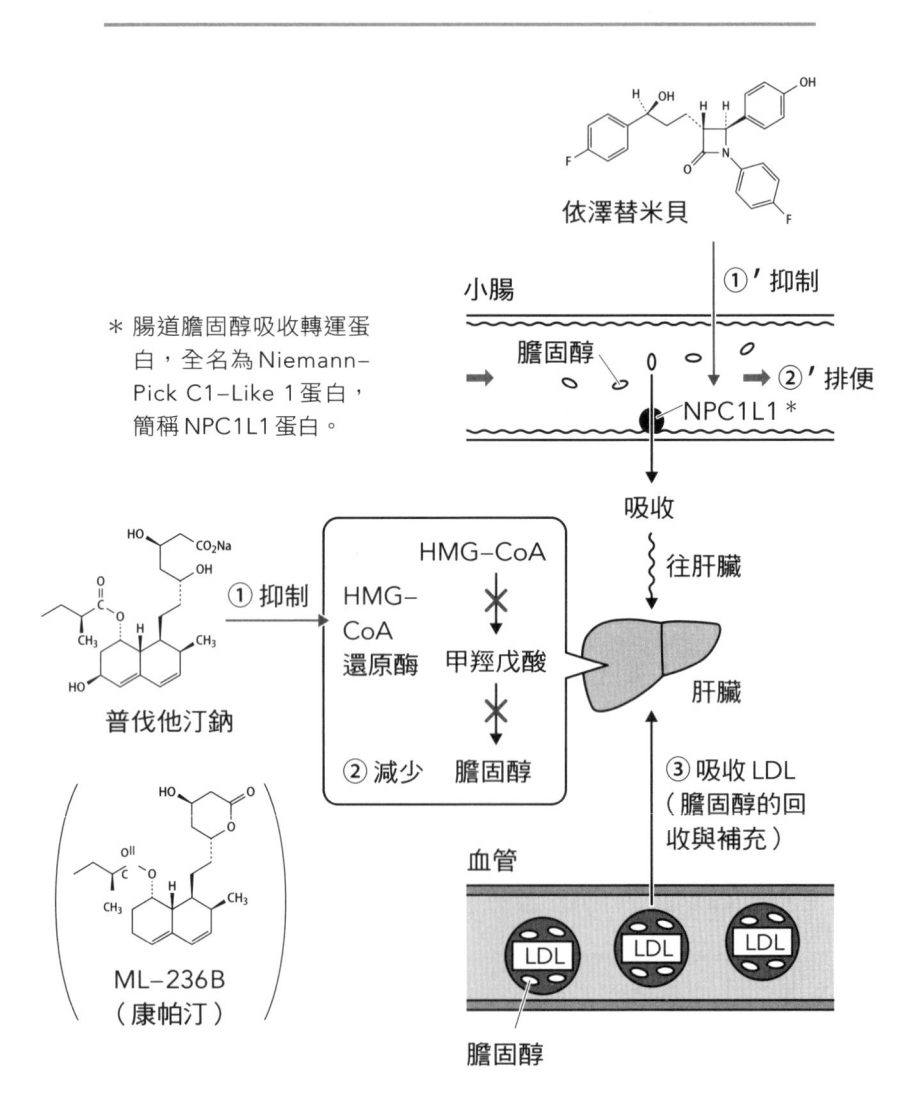

依澤替米貝

小腸

①'抑制

膽固醇

②'排便

NPC1L1 *

* 腸道膽固醇吸收轉運蛋白，全名為Niemann-Pick C1-Like 1蛋白，簡稱NPC1L1蛋白。

吸收

往肝臟

普伐他汀鈉

① 抑制

HMG-CoA
HMG-CoA 還原酶
甲羥戊酸
② 減少
膽固醇

肝臟

③ 吸收 LDL（膽固醇的回收與補充）

ML-236B（康帕汀）

血管

LDL　LDL　LDL

膽固醇

低血液中的 LDL 濃度。

三酸甘油酯的對策

那麼，三酸甘油酯又是如何被對付的？首先，要特別介紹纖維酸衍生物（Fibrate，又稱貝特類藥物）。

例如：貝特類固醇（Bezafibrate，商品名：BEZATOL SR、Bezafibrate）、氯貝丁酯（Clofibrate）、佩瑪貝特（Pemafibrate，商品名：PARMODIA）等，這些藥品名稱通常以「–brate」結尾。

詳細機制此處不再贅述。簡單來說，這類藥物與細胞核內的 PPARα [9] 受體結合後，能促進脂肪酸的氧化與代謝。

接下來，讓我們來看看纖維酸衍生物降低血液中三酸甘油酯的機制（見第 245 頁圖 5-22）。

---

9. 過氧化物酶體增殖物活化受體 α，Peroxisome Proliferator–Activated Receptor Alpha，簡稱 PPARα。

如前所述，三酸甘油酯被分解為甘油與脂肪酸，可作為身體的能量來源。

相反的，當甘油與脂肪酸在肝臟內重新結合後，便會形成三酸甘油酯——這正纖維酸衍生物調控的目標。

① 刺激肝臟中的三酸甘油酯分解脂肪酸。
② 三酸甘油酯的合成量減少。
③ 減少血液中的三酸甘油酯。

此外，這類藥物能增加並刺激脂蛋白脂肪酶與肝脂酶的活性，進而分解血液中的三酸甘油酯（第233頁）。不論是隨著食物剛進入體內，還是血液中既有的三酸甘油酯，都能被這些酵素分解（見右頁圖5-22 ④）。

由於藥效顯著，這類藥物特別適用於三酸甘油酯濃度過高的患者。

此外，纖維酸衍生物還能透過蛋白質，增加HDL的數量，有助於改善血脂異常的症狀。

第 5 章　生活文明病，怎麼用藥？

圖 5-22　三酸甘油酯的分解

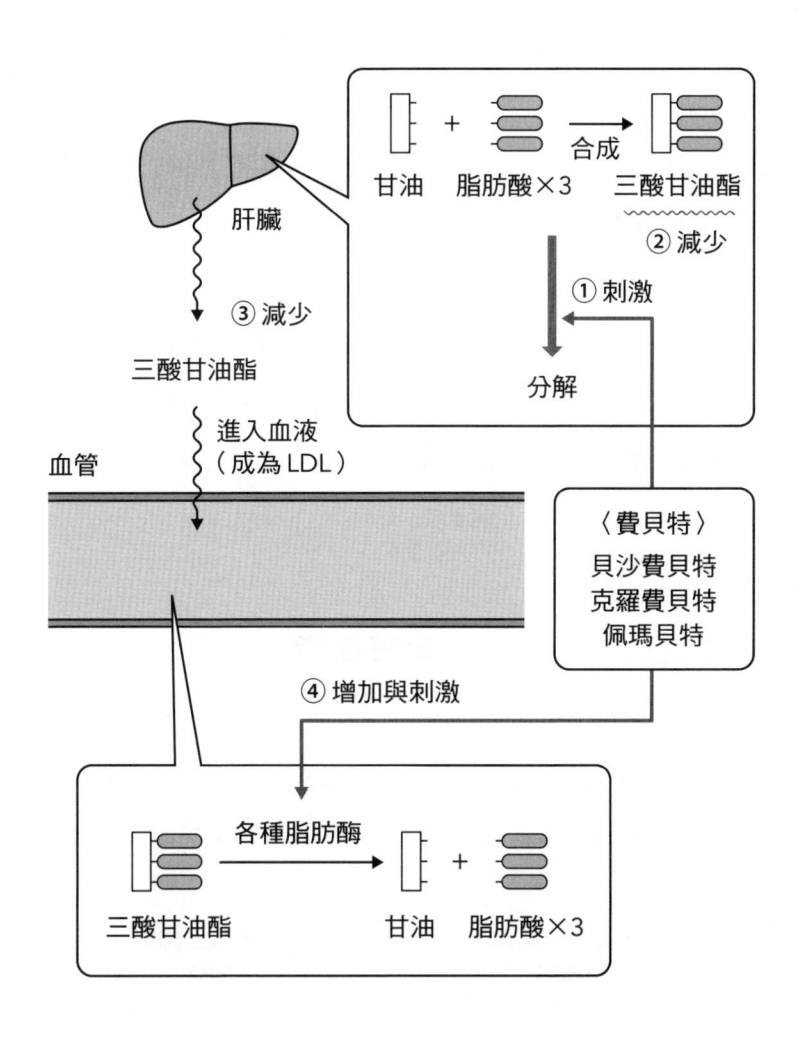

甘油 + 脂肪酸×3 —合成→ 三酸甘油酯
② 減少
① 刺激
分解

肝臟
③ 減少
三酸甘油酯
進入血液
（成為 LDL）
血管

〈費貝特〉
貝沙費貝特
克羅費貝特
佩瑪貝特

④ 增加與刺激

三酸甘油酯 —各種脂肪酶→ 甘油 + 脂肪酸×3

以油攻油的小撇步

最後,要介紹Omega-3多元不飽和脂肪酸（Omega-3 fatty acids,亦即 $\omega-3$）

Omega-3最廣為人知的,就是魚類富含的二十二碳六烯酸（DHA）與二十碳五烯酸（EPA）。

或許讀者會懷疑：吃魚油可以降血脂？沒錯,研究報告顯示,**Omega-3脂肪酸能有效降低三酸甘油酯**。

另外,Omega-3中的「3」,是因為在DHA或EPA的分子結構中,末端數來的第一個雙鍵正好是第三個碳原子,因此而得名（圖5-23）。

圖5-23 Omega-3可降血脂

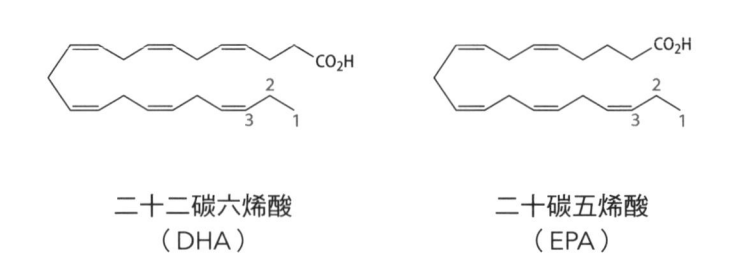

二十二碳六烯酸　　　二十碳五烯酸
（DHA）　　　　　（EPA）

第 5 章 生活文明病，怎麼用藥？

當藥廠將這些脂肪酸的結構稍作調整以後，便研發出 Epadel（持田製藥）或 Lotriga（武田藥品）等藥物。

此之，2013 年 4 月 Epadel 也加入指示用藥的行列。例如：大正製藥的 Epadel T 與日水製藥的 Epaalte[10]。

這類藥物可直接於藥局購買，可說是醫療用醫藥品轉為市售藥的成功案例。

以上就是本章針對三高所介紹的常見藥物。

事實上，三高可說是血管受損的元凶。為了降低動脈硬化的風險，規律的飲食與生活習慣才是正道。

---

10. 原文為エパアルテ，日本已於 2014 年 9 月停售。

藥物小學堂 | **吃藥千萬不能配葡萄柚汁**

各位服用藥物時,是不是隨手抓瓶飲料就喝?這種做法其實很危險,例如葡萄柚汁。在我們這一行,經常簡稱為 GFJ(Grapefruit juice)。

例如:治療高血壓的鈣離子通道抑制劑,就不能跟葡萄柚汁一起服用,會影響藥物的吸收。

這是因為小腸中含有細胞色素(Cytochrome)P450 的酵素家庭,當藥物進入小腸以後,部分會受到成員 CYP3A4[11] 的影響而分解。

更重要的是,專門分解藥物的酵素,不只存在於肝臟,也分布在小腸。

但根據研究報告顯示,葡萄柚汁中含有的某些成分,會抑制 CYP3A4 的作用。

如此一來,原本應被酵素代謝的藥物,更容易被小

---

11. Cytochrome P450 3A4,代謝(分解)體內的藥物、食物中的異物。

第 5 章　生活文明病，怎麼用藥？

腸吸收進入血液，導致體內藥物濃度過高，反而引發頭暈或站立不穩等潛在風險。

而這個抑制 CYP3A4 的成分，就是常見於柑橘類的呋喃香豆素（Furanocoumarins），以下是這類代表性分子的結構式。

佛手柑素[12]
（Bergamottin）

另外，果皮中的呋喃香豆素的含量遠高於果肉。服藥時必須切記，帶皮葡萄柚對於藥效的影響更大。

---

12. 佛手柑素是柑橘類（特別是葡萄柚）中常見的呋喃香豆素成分。

第 6 章

胃腸不適的指示用藥

- ☑ 胃酸大作戰：如何降低胃酸？
- ☑ 幽門螺旋桿菌，怎麼在胃酸裡活下來的？
- ☑ 腸道急煞車！止瀉藥是怎麼讓腸子冷靜下來？
- ☑ 讓糞便變柔軟的祕密？

1 | 胃片可抑制胃酸，但傷腎

我想各位或多或少都有過腸胃不適的經驗。

比方說，暴飲暴食或壓力過大時，總覺得胃痛。有時是吃了不潔的食物而腹瀉，或者飲食不均衡、運動不足導致便祕。

假使情況不嚴重，相信大家一定都是先去藥妝店買成藥。本章將針對腸胃不適，介紹常見的指示用藥。

首先，是胃部不適時，常見的 Gaster 10（第一三共製藥）。這一款腸胃藥市場的支持度相當高，究竟有何獨特之處？

Gaster 10的知名度完全歸功於配方，以加入法莫替丁（Famotidine）抑制胃酸分泌，而胃酸正是胃部不適的元凶之一。

我在第2章曾提及，胃液的強酸性質除了消化食物以外，還具有殺菌效果。因此，胃壁需要有一層鹼性黏

第 6 章 腸胃不適的指示用藥

液來保護。

胃液的強酸性來自胃部細胞所分泌的胃酸。

當胃酸分泌過多,或胃部黏液保護作用減弱,胃壁受到侵蝕時,時間久了可能會導致胃潰瘍(Stomach ulcer)。

食物經過胃部強酸的消化以後,接著會進入小腸的開口十二指腸(Duodenum)。然後,經過胰臟所分泌鹼性胰液洗禮,中和酸鹼性(見下頁圖6-1)。

但如果胃酸分泌過多,仍可能會侵蝕十二指腸,進而形成十二指腸潰瘍(Duodenum ulcer)。

此外,當胃內容物逆流到喉嚨或口腔時,也可能傷害到位於胃上方的食道。

我們常說的胃食道逆流(Gastroesophageal reflux disease,簡稱GERD),就是由於這種逆流所引起,進一步導致食道發炎。

而1985年LTL Pharma藥廠推出醫療用藥Gaster,其主要配方就是法莫替丁。

當時就是從抑制胃酸著手,針對胃潰瘍、十二指腸潰瘍、上消化道出血(Upper gastrointestinal bleeding)

圖 6-1　胃液的強酸性可殺菌

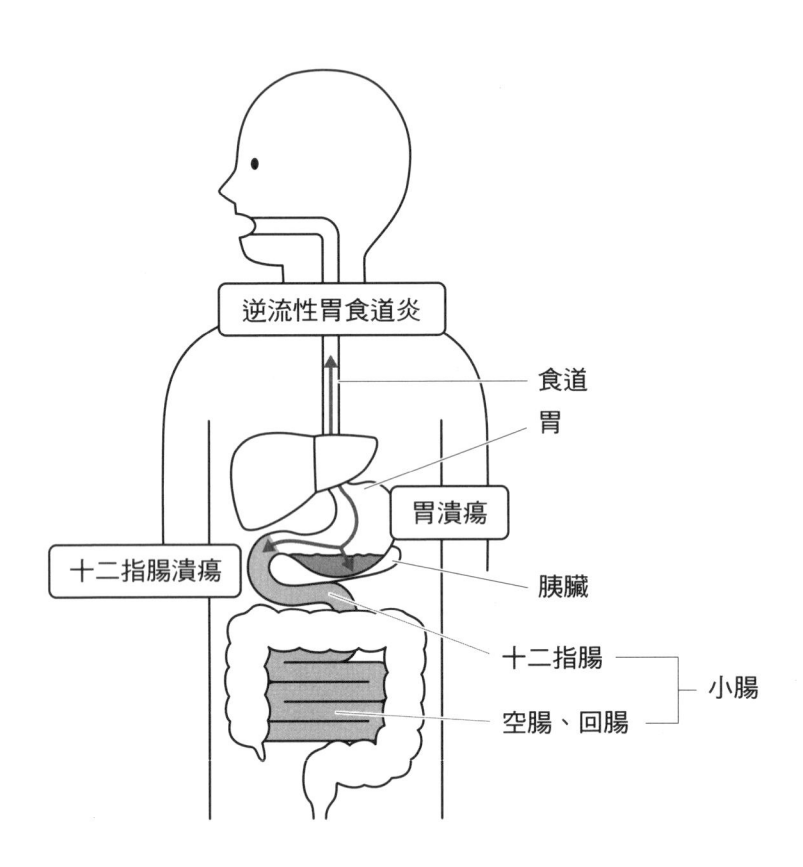

- 逆流性胃食道炎
- 食道
- 胃
- 胃潰瘍
- 十二指腸潰瘍
- 胰臟
- 十二指腸
- 空腸、回腸
- 小腸

第 6 章　腸胃不適的指示用藥

或胃食道逆流等症狀所研發的新藥。

由於副作用少與安全性高，便於1997年改名為Gaster 10，順利轉換為指示用藥。

於是，當我們胃痛、胃脹或胃食道逆流時，只要到有藥師等專業人員進駐的藥局或藥妝店，都可以輕易買到法莫替丁。

順帶一提，醫療用藥 Gaster，法莫替丁的劑量為一天兩次、每次 20 毫克（或是一天一次 40 毫克）。

Gaster 10 則是一天兩次、每次 10 毫克。換句話說，就是 Gaster 的劑量減半。

要特別注意的是，Gaster 10 屬於第一類藥品。因此，即便法莫替丁的安全性較高或服用劑量不多，仍須遵守藥師的說明，以免傷身。

然而，**法莫替丁也並非萬靈丹。因為經由腎臟排出體外的路徑，遇到腎功能衰弱時，藥物容易滯留於肝臟而產生副作用。**

特別是超過 65 歲以後，腎功能開始下降，服用時應多加注意。至於 80 歲以上的高齡者則不適用。

法莫替丁的藥效

那麼，法莫替丁又是如何在體內發揮藥效？

在進入主題以前，我們先來了解胃酸的分泌。

基本上，胃酸來自於胃黏膜中的壁細胞（Parietal cells，見第 259 頁圖 6-2）。

所謂胃液，由一種稱為質子（Proton）的氫離子（Hydron）所組成，其化學式為 H^+。這個質子來自於壁細胞的質子幫浦（Proton pump）。

而質子幫浦是蛋白質之一，通常藉由體內的能量，促使氫離子（H^+）與鉀離子（K^+）等價交換，以便將質子送進胃部，發揮消化食物與消毒的酸性功能。

我們常說，**胃酸能幫助消化**，不過這項功能其實沒想像中簡單，**胃酸的分泌及腸道蠕動，都是受到自律神經的調節。**

我們在前面說過，自律神經包括交感神經與副交感神經。當副交感神經啟動開關，也就是我們情緒放鬆時，而消化活動通常在此時特別活躍。

但要特別注意的是，**單就胃酸而言，只受到副交感**

神經所影響。

這是因為,當大腦發出「該開始消化」的訊號時,副交感神經就會釋放出乙醯膽鹼,它會和胃壁細胞上的受體結合,進一步刺激胃酸分泌。

如此一來,大腦的訊息就能透過副交感神經傳遞給壁細胞,進而促進胃酸分泌。

除了乙醯膽鹼,其他像是胃泌素(Gastrin)或組織胺,也能刺激胃酸分泌。

組織胺的再次登場

這裡要說明的是,胃泌素會刺激壁細胞上的胃泌素受體,而組織胺則是與組織胺受體結合後,藉此刺激胃部分泌胃酸。

各位還記得前面說過的花粉症嗎?沒錯,這個組織胺受體會讓我們又打噴嚏又流鼻水。

事實上,組織胺受體還分為 H_1 與 H_2 兩種不同功能的類型。

例如:**與過敏相關的是 H_1 受體,而胃酸分泌則是**

H_2 受體。

由此可見,即便是同一種組織胺,因受體所在位置不同,作用效果也會不同。

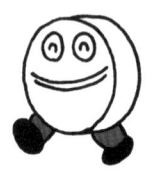

> 其實,腎上腺素的 α 受體與 β 受體也是同樣道理(見第219頁)!

自律神經的失調或飲食不均衡,都可能讓胃酸過度分泌,進而引起胃痛。

前面提到的乙醯膽鹼、胃泌素與組織胺中,只要阻斷組織胺與受體結合,便能抑制胃酸分泌。

法莫替丁的功用就是取代組織胺,這也是 Gaster 10 的藥效所在。

抑制組織胺受體(H_2 受體)的藥物,被稱為「H_2 抑制劑」(H_2 blocker)。除了法莫替丁以外,還有其他藥物:西米替丁[1](Cimetidine,商品名:Tagamet、凱洛錠〔CYLOCK〕)、羅沙替丁(Roxatidine,商品名:

---

1. 因製造過程中可能含有致癌物質 N- 亞硝基二甲胺(NDMA),已在美國和多數地區停售。

第 **6** 章　腸胃不適的指示用藥

圖6-2　胃黏膜中的壁細胞

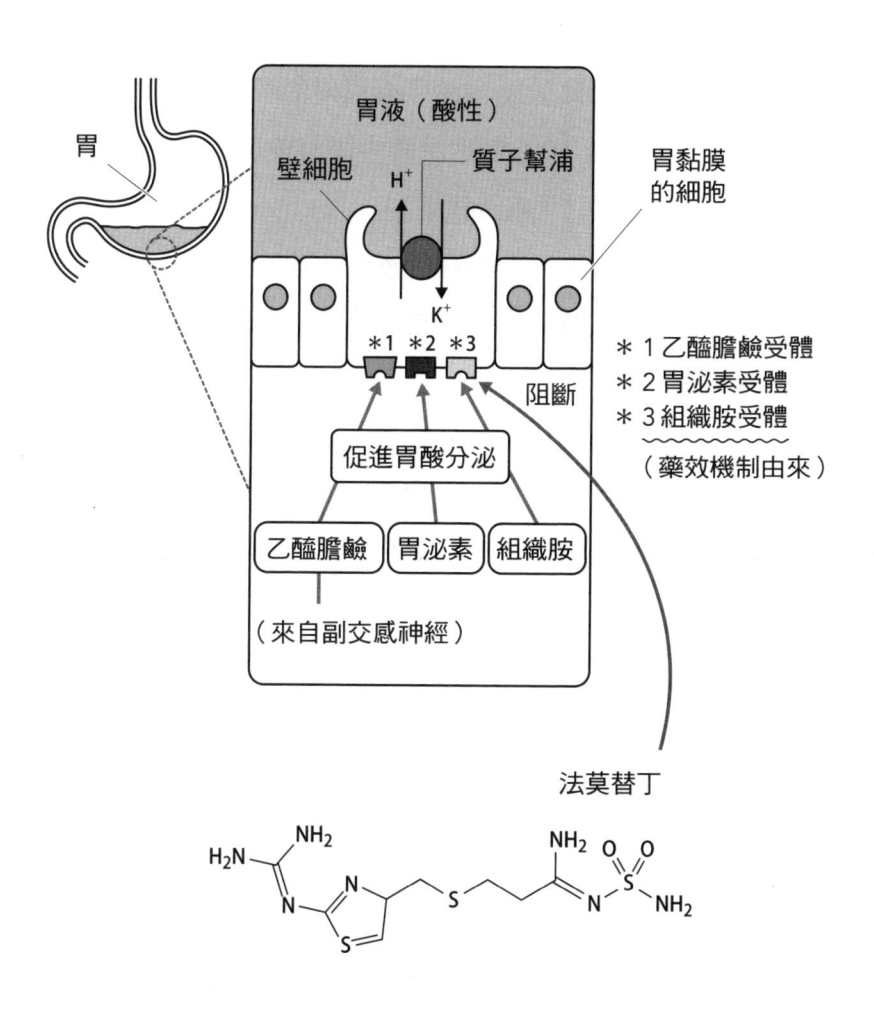

胃液（酸性）
壁細胞　質子幫浦
胃　H⁺
　　K⁺
胃黏膜的細胞

*1　*2　*3
阻斷

*1 乙醯膽鹼受體
*2 胃泌素受體
*3 組織胺受體
（藥效機制由來）

促進胃酸分泌

乙醯膽鹼　胃泌素　組織胺

（來自副交感神經）

法莫替丁

Altat)、尼扎替丁（Nizatidine，商品名：Asinon）、拉夫替丁（Lafutidine，商品名：Protecadin）。

而發明這類藥物的藥理學家詹姆斯・布萊克（James Black），更是因此榮獲1988年諾貝爾生理學或醫學獎。

除了Gaster 10，指示用藥中尚有佐藤製藥推出的Inosea One Block [2]（羅沙替丁）。

事實上，並非所有腸胃不適都要用到法莫替丁。

如果只是胃脹或消化不良，不妨選擇以消化酶為主的腸胃藥。

例如：指示用藥中，有善利亞（Zeria）新藥的Stomazyme顆粒、塩野醫療健康的Berizym酵素或大正製藥的Balancer腸胃藥等，都能幫助消化食物，紓解腸胃不適。

然而，如果是因為胃酸導致胃部或十二指腸受損，甚至演變為潰瘍，請務必盡快就醫。

關於潰瘍的治療，留待下一節說明。

---

2. 原文為イノセアワンブロック，已於2008年停產。

2 │ 最頑固的細菌——幽門桿菌

接下來,讓我們來認識潰瘍。

常見的潰瘍有胃部的胃潰瘍,與小腸上端的十二指腸潰瘍。這兩種潰瘍都是在胃酸的侵襲與長期受損下,導致部分組織呈現侵蝕或剝落的狀態,一般統稱為消化性潰瘍。

其主要成因有兩大類。

其一是服用布洛芬或洛索洛芬等止痛藥。

這一類藥物雖然止痛效果佳,另一方面也會影響胃黏膜的保護作用。因此,如果由胃痛的人服用,反而適得其反。

一旦出現這種副作用,酸性的胃液就可能會傷害胃部,進而引發消化性潰瘍。因此,在治療消化性潰瘍時,通常會考慮停止使用止痛藥。

其二是寄居在胃裡的幽門螺旋桿菌(Helicobacter

pylori）。

幽門螺旋桿菌，也就是俗稱的幽門桿菌，是澳洲病理學家羅賓・華倫（Robin Warren）於1979年的研究結晶。Helicobacter為螺旋狀細菌之意，而Pylori指的是胃部出口的幽門。

雖然研究顯示，幽門桿菌是病從口入的經口感染，但具體的感染路徑至今尚無定論。

不過，幽門螺旋桿菌曾在井水和唾液中被檢出，據說在過去，由於使用井水以及嬰幼兒時期大人透過口對口餵食，導致許多人感染這種細菌。

在華倫發現幽門桿菌之前，胃液的強酸性剝奪細菌的生存空間，說是基本常識也不為過。然而，華倫卻推翻這個傳統概念。

1982年，他與澳大利亞籍消化科醫師巴里・馬歇爾（Barry Marshall）成功分離並培養出幽門桿菌，兩人也因此榮獲2005年諾貝爾生理學或醫學獎。

雖然並非所有感染者都會發病，但引發胃潰瘍、十二指腸潰瘍，甚至胃癌的可能性卻是無庸置疑。

讓人不解的是，幽門桿菌莫非是打不死的小強？連

胃液的強酸性都莫可奈何？

其實，這是因為它有一個尿素酶（Urease）的金鐘罩，能將胃中的尿素分解為氨（Ammonia，圖6-3）。

氨氣的鹼性與胃部的酸性中和，反而提供幽門桿菌一個舒適圈。

因此，治療消化性潰瘍就必須從幽門桿菌著手。

為了治療消化性潰瘍，必須用藥物消除幽門桿菌。

各位還記得第4章介紹的抗菌藥嗎？

圖6-3　幽門桿菌不怕胃酸

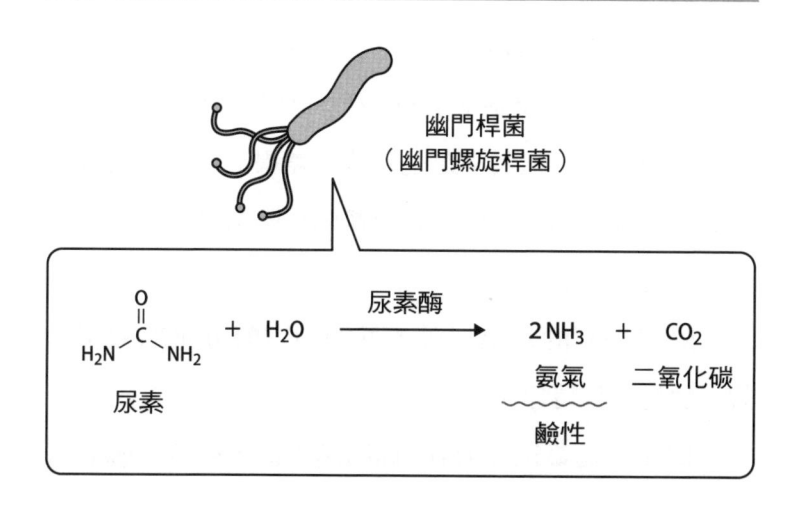

幽門桿菌
（幽門螺旋桿菌）

$$H_2N-\underset{\underset{NH_2}{|}}{\overset{\overset{O}{\|}}{C}} + H_2O \xrightarrow{\text{尿素酶}} 2\,NH_3 + CO_2$$

尿素　　　　　　　　　　　氨氣　　二氧化碳
　　　　　　　　　　　　　　鹼性

治療幽門螺旋桿菌時，通常會使用巨環內酯類抗菌藥克拉黴素，以及青黴素類抗菌藥阿莫西林。

這些藥物當然都是醫療用處方藥。

抑制胃酸的另一個機制

然而，抗菌藥充其量就是解決了幽門桿菌，卻還留下胃痛的課題。

一般說來，治療消化性潰瘍會從殺菌與抑制胃酸著手，但此時醫師往往不是開立前面介紹的 H_2 抑制劑，而是奧美拉唑（Omeprazole，商品名：Omeprazon）或波諾拉贊（Vonoprazan，商品名：Takecab）等。

雖說兩者的機制都是鎖定壁細胞的質子幫浦，以便抑制胃酸分泌，但其中還是有些許差異。例如：奧美拉唑與質子幫浦結合，而波諾拉贊則是阻斷鉀離子的流入（見右頁圖6-4）。

除了機制的差異以外，就抑制胃酸分泌的效果來說，也是各具特色。

例如，奧美拉唑與 H_2 抑制劑相比，藥效更強且時

第 6 章　腸胃不適的指示用藥

圖 6-4　抑制胃酸的機制

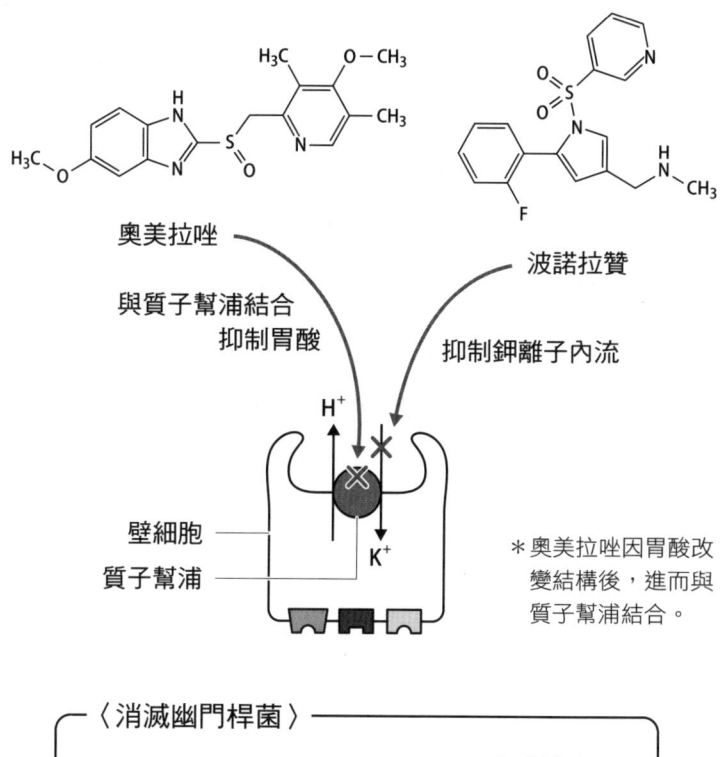

奧美拉唑
與質子幫浦結合
抑制胃酸

波諾拉贊
抑制鉀離子內流

壁細胞
質子幫浦

＊奧美拉唑因胃酸改變結構後，進而與質子幫浦結合。

〈消滅幽門桿菌〉

克拉黴素　＋　阿莫西林　＋　奧美拉唑
　　　　　　　　　　　　　　　或
　　　　　　　　　　　　　　波諾拉贊

效更長。而波諾拉贊的優點則是藥效穩定，幽門桿菌的殺菌率極高。問題一分錢一分貨，比較花錢。

總而言之，透過巨環內酯類與青黴類等抗菌藥，聯手對付幽門桿菌。再加上奧美拉唑或波諾拉贊來抑制胃酸，可說是消化性潰瘍的標準治療流程。

如果這樣都還無效，就只能借助其他藥物。

要特別注意的是，即便某些指示用藥標榜抗菌功能，但此菌非比菌。倘若只是為了節省時間買個成藥應付，除了延誤病情以外，嚴重還可能導致胃癌。因此，若腸胃不適到有消化性潰瘍之虞，仍建議還是去醫院看病比較保險。

3 | 怎麼止瀉？先穩住交感神經

接下來,介紹獅王推出 Stoppa 止瀉 EX。

這款止瀉劑算是常用的指示用藥之一,讓我們來了解一下其藥效機制。

在談藥效以前,我們先從腹瀉說起。

一般來說,食物會先經過食道、胃部,然後進入小腸進一步消化與吸收。未被吸收的食物,則會送往大腸處理。

消化後的食物起初是液狀,隨著腸道的蠕動,大腸從中吸收水分,於是逐漸凝固成形(見第269頁圖6-5)。

順帶一提,即使人體有消化酶,但仍需要大量的腸內細菌分解殘渣。

最後,以糞便形態排出體外。

前面說的是正常進食的情況。但是,暴飲暴食也會

引發腹瀉。

對於腸道來說，大量進食（暴食）等於額外的任務，當飲食過量時，腸胃只好更努力的蠕動。結果，原本的機制整個亂了套，食物的殘渣還來不及讓大腸吸收水分，便被排出體外。尤其如果水分攝取過多，糞便本身的含水量也會增加，於是糞便就更不容易成形。

腹瀉的原因

此外，遇到肚子著涼，或者隨著不潔的食物將細菌或病毒一起吃下肚時，也會導致腹瀉。

此時，腸道內的水分量會增加，因為腸道發炎時，腸壁會滲出液體（稱為滲出液），或大量分泌本來用來潤滑糞便的水分（更精確來說是黏液）。同時，腸道發炎還會影響糞便中的水分被腸壁吸收的能力。

基於這些原因，糞便無法正常成形。

此外，壓力也會導致腹瀉。

例如：腸躁症就是因為腸道的異常蠕動，導致糞便因為水分來不及吸收而一瀉千里。

第 **6** 章　腸胃不適的指示用藥

圖 6-5　暴飲暴食容易腹瀉

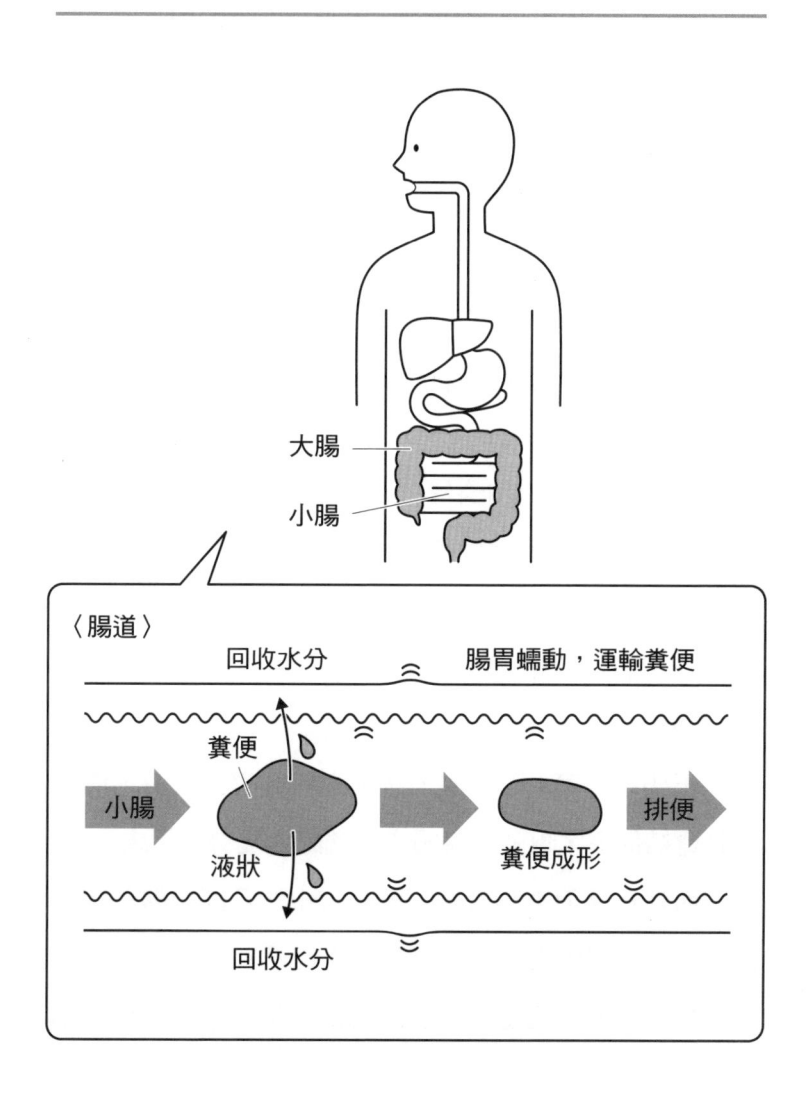

〈腸道〉

回收水分　　　　　腸胃蠕動，運輸糞便

小腸 → 糞便／液狀 → 糞便成形 → 排便

回收水分

由此可見，腹瀉並非吃壞肚子而已。

止瀉藥的有效成分

了解為什麼腹瀉以後，讓我們來介紹Stoppa止瀉EX的功能。

獅王研發的這一款止瀉藥，涵蓋兩種有效成分：賽茛菪（學名：Scopolia japonica）萃取物、單寧酸小檗鹼（Tannic acid berberine）。

首先，我們來介紹賽茛菪萃取物，它是取自於茄科植物賽茛菪的根部，主要有效成分為阿托品（Atropine）和東茛菪鹼（Scopolamine），這些成分可以有效影響副交感神經的運作，抑制腸道蠕動（見第272頁圖6-6）。

正如本章第1節所述，當副交感神經活躍時，消化活動會被促進，也就是說腸道的蠕動會變得更活躍。

而阿托品與東茛菪鹼，與腸道中的乙醯膽鹼受體結合，便能抑制副交感神經傳遞這些資訊。

如此一來，腸道蠕動受到抑制，排便的頻率也會相

第 6 章　腸胃不適的指示用藥

對減少。

另一種有效成分是單寧酸小蘗鹼。

這個有效成分從胃部抵達腸道後,會分解為單寧酸與小蘗鹼。

單寧酸會與腸黏膜中的蛋白質結合,並形成一層覆蓋黏膜的保護層。腸黏膜有了這一層保護,便能藉此避免外界的刺激或造成腸道過度蠕動。

總而言之,腸黏膜就好像穿了一層金鐘罩,這種藥物被稱為「收斂劑」(Astringent,用來止血、減少分泌物、減輕發炎或刺激感的藥物)。

與單寧酸同時產生的小蘗鹼,本身也是中藥材常見的成分。

舉例來說,莨科中日本黃連(Coptis Japonica),或芸香科中黃檗(Phellodendron)的黃柏,都能萃取出小蘗鹼。小蘗鹼具有殺菌功能,特別適用於因細菌引起的腹瀉。

在上述有效成分的作用下,便能預防腹瀉的症狀。然而,止瀉藥雖然好用,服用上仍需多加注意。

腹瀉與發燒一樣,其實是身體自我保護的一種反

圖 6-6　止瀉藥如何抑制腸道蠕動

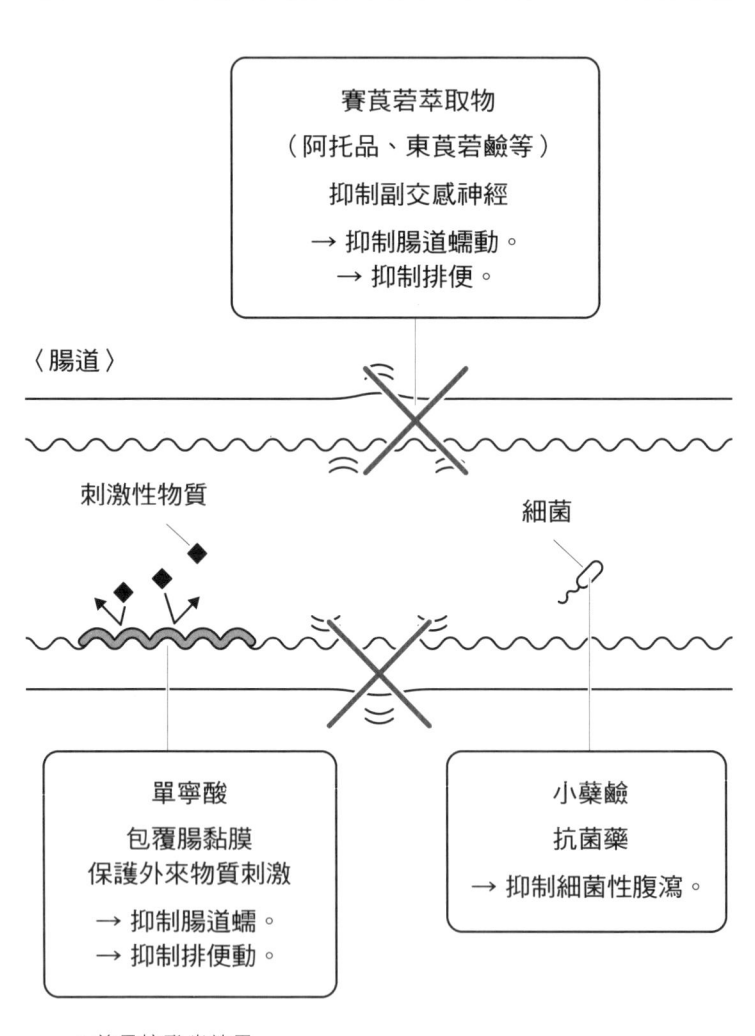

賽莨菪萃取物
（阿托品、東莨菪鹼等）
抑制副交感神經
→ 抑制腸道蠕動。
→ 抑制排便。

〈腸道〉

刺激性物質

細菌

單寧酸
包覆腸黏膜
保護外來物質刺激
→ 抑制腸道蠕。
→ 抑制排便動。

小檗鹼
抗菌藥
→ 抑制細菌性腹瀉。

＊兼具抗發炎效果。

第 6 章　腸胃不適的指示用藥

應。換句話說,就是藉由拉肚子盡快將有害的細菌或病毒排出體外。某些情況下,強行止瀉反而適得其反,不利健康。

此外,身體容易因為腹瀉而流失大量水分,連帶著體內的礦物質也隨之排出體外。因此,腹瀉時千萬記得補充水分與礦物質。

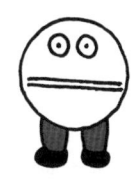

> 好多植物萃取的成分!

> 其實單寧酸也是。例如:漆樹科的鹽膚木是昆蟲最喜歡寄生的地方,瘤狀物(蟲癭)就有大量的單寧酸。

> 什麼!跟蟲蟲也有關係!

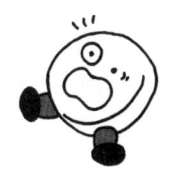

4 | 讓糞便變柔軟的祕密

最後，作為本章的總結，讓我們來聊一聊便祕。正如大家所熟知的，便祕是指無法順利排便的狀態。

便祕的原因不一而足，最常見的是由腸道蠕動減弱所引起。

當腸道無法正常蠕動，糞便就卡在大腸裡，遲遲無法向前移動。如此一來，糞便中的水分被吸得一乾二淨，硬邦邦的糞便就更不容易排出體外。

換句話說，排便與腹瀉是正反兩極的對照。此時，只能借助藥物，促進腸道蠕動，以便順利排便。

接下來，就以常見的指示用藥 Colac 系列為例，說明便祕藥的藥效機制。

Colac 是由大正製藥推出的便祕藥系列。以下就以其中典型的三款，比較有效成分的差異（見第277頁圖6-7 A）。

第 6 章　腸胃不適的指示用藥

腸道的水分補給

首先，我們來看一看 Colac Mg。這款便祕藥的主要成分是本書的常客——氧化鎂（MgO）。

氧化鎂在胃酸及腸道的作用下，會轉變為碳酸氫鎂（Mg〔HCO$_3$〕$_2$）或碳酸鎂（MgCO$_3$）等化合物[2]。

當酸（如碳酸）與鹼性鎂相遇時，雙方反應生成鹽類，讓腸道環境變得鹹巴巴的（酸＋鹼＝鹽）。為了維持體內平衡，大腸只好出動灑水車——也就是滲透壓，從腸壁組織把水分調派進來，稀釋這些物質。

在大腸的一聲令下，水分便源源不斷的進入腸道。

而原本卡在大腸裡，不上不下的糞便在水分的滋潤下，順勢排出體外後。

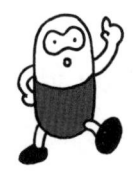

> 這個作用跟前面說過的 SGLT2 抑制劑與苯塞類利尿劑可說是一模一樣。

---

2. 文中提到氧化鎂可能會在腸道中形成碳酸鹽類（如碳酸氫鎂或碳酸鎂），但實際上，氧化鎂進入胃後主要與胃酸反應生成氯化鎂（MgCl$_2$），這些鎂離子因無法被充分吸收，進入腸道後透過滲透壓吸引水分，使糞便變軟，促進排便。

輕舟已過萬重山

接下來，同是經典款的 Colac II（大正製藥）。這款便祕藥涵蓋兩種成分：比沙可啶（Bisacodyl）、二辛基磺化琥珀酸鈉（Dioctyl sodium sulfosuccinate，商品名：秘福糖衣錠）。

前者以刺激大腸為主，喚醒怠惰的腸道上緊發條，化解米田共大哥不上不下的窘境。

後者則是發揮界面活性劑的本領，降低水分的表面張力，讓乾扁的糞便重新吸水膨脹。

即便 Colac II 與 Colac Mg 的配方不同，卻同樣具有軟便的功效。

最後介紹的是，以番瀉苷（Sennoside）為主要配方的 Colac Herbs。

番瀉苷雖然常見於豆科植物的中藥材番瀉葉，但蓼科植物的大黃亦不少見。

在腸內細菌的作用下，番瀉苷能分解為兩個蘆薈大黃素（Rhein anthrone，見右頁圖 6-7 B）。

腸壁受到蘆薈大黃素的刺激，便加速腸道蠕動，達

圖 6-7　番瀉苷能分解為兩個蘆薈大黃素

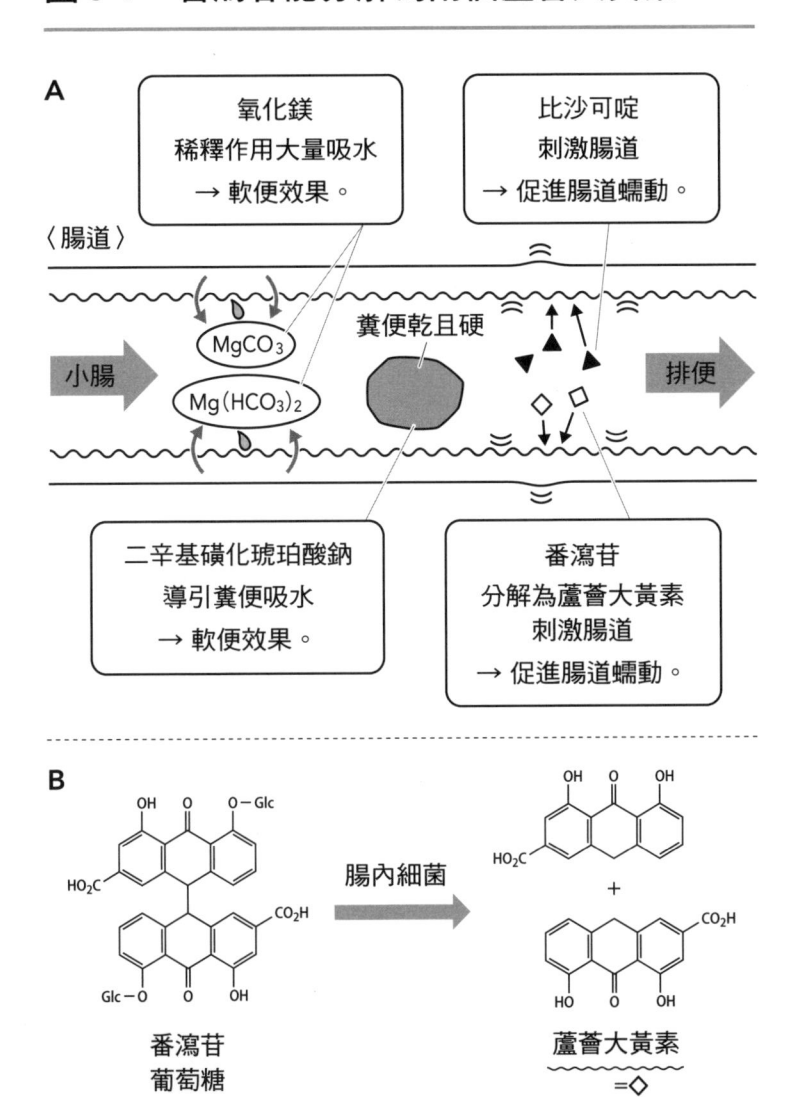

A

〈腸道〉

氧化鎂
稀釋作用大量吸水
→ 軟便效果。

比沙可啶
刺激腸道
→ 促進腸道蠕動。

小腸 → $MgCO_3$ / $Mg(HCO_3)_2$　糞便乾且硬　→ 排便

二辛基磺化琥珀酸鈉
導引糞便吸水
→ 軟便效果。

番瀉苷
分解為蘆薈大黃素
刺激腸道
→ 促進腸道蠕動。

B

番瀉苷
葡萄糖

腸內細菌 →

蘆薈大黃素
=◇

＊事實上，涵蓋 A、B 兩種立體結構互異的番瀉苷。

277

到排便效果。

　　便祕藥便是基於上述的有效成分,提供大腸內糞便水分,達到軟便的功效。同時,透過刺激腸道蠕動,讓排便更為順暢。

第 6 章　腸胃不適的指示用藥

| 藥物小學堂 | 納豆會跟凝血藥相斥 |

前面提過服用藥物時，需慎選飲料。事實上，食物也是同樣道理。

例如：納豆會與某些藥物相斥，其中之一就是防止血液凝固的華法林。

凝血功能對於人體極其重要，否則就會失血過多而喪命；相反的，這個功能如果失調，動不動就凝固的話，血管中就容易形成小血塊（血栓）。這些血栓若堵塞腦部或肺部的血管，便可能導致腦中風或肺栓塞等嚴重疾病。

因此，為了預防上述這類疾病，醫師通常會開立華法林，以防血液凝結。

為什麼華法林能對抗凝血功能？

在第 2 章中，我們曾經提過，血液凝固靠的是血小板。其實，維生素 K 也同樣重要。

除了借助血小板以外，維生素 K 也是關鍵角色之一。在血液凝固的過程中，維生素 K 會透過維生素 K 醌

還原酵素（Vitamin K quinone reductase），轉換為活性型態，進而發揮凝血機制。

而華法林的角色就是抑制這種酵素的活性，來阻斷維生素K的轉化。如此一來，凝血機制受阻，自然達到預防血栓形成的目的。

因此，如果正在服用華法林的患者又吃了納豆，容易因為納豆中富含的維他命K，導致凝血功能加強，華法林的藥效卻因此減弱[3]。

華法林
（預防血栓凝結）

---

3. 華法林可讓血不容易凝固，防止血栓。但納豆裡有很多維生素K，會讓血變得比較容易凝固。

第 7 章

憂鬱、焦慮，怎麼用藥安撫？

☑ 睡眠藥與精神安定劑，怎麼讓大腦冷靜下來？
☑ 揭開大腦的秘密：讓人放鬆的藥物成分是什麼？
☑ 抗憂鬱藥怎麼發揮作用？
☑ 精神科的藥安全嗎？用科學幫你解答！

1 | 是安眠藥，也是抗焦慮藥

現代人常因焦慮或睡不著導致身心異常，甚至影響日常生活，也就是我們常說的失眠或焦慮症。以日本來說，每五位成年人中，就有一人受失眠困擾[1]。

所謂失眠可不是深夜追劇，而是不容易入睡，夜半醒來後就睡不著，或者有睡跟沒睡似的，永遠睡不飽，這些都是典型的失眠症狀。

失眠的原因各式各樣，包括疼痛、頻尿等生理不適，以及心理壓力或緊張，甚至咖啡、抽菸或酒精等。

此外，生物會感到不安，原本就是一種用來迴避危機的保護反應。但若反應過於激烈，可能會引發過度換氣、呼吸困難或腹瀉等症狀，進而惡化成影響日常生活的焦慮症。

---

1. 根據世界睡眠協會（World Sleep Society）2023 年調查顯示，臺灣失眠盛行率約為 17%，換算人口大約有 400 萬人。

第 7 章　憂鬱、焦慮，怎麼用藥安撫？

其中，焦慮症又可分為：容易過度緊張的廣泛性焦慮症（Generalized anxiety disorder）、害怕被別人注目的社交焦慮症（Social anxiety disorder），與突發其來的心悸、冒汗或窒息等引發的恐慌症（Panic disorder）。

失眠與抗焦慮藥的老大哥

當失眠患者或焦慮症的情況較為嚴重時，醫師通常會開立安眠藥或抗焦慮藥。

長期以來，苯二氮平類藥物（Benzodiazepines）因同時具備助眠與抗焦慮的效果，而被廣泛使用，並深受醫師青睞（見下頁圖7-1）。

氯二氮平（Chlordiazepoxide）是最早被發現的苯二氮平類藥物，於1960年由藥廠開發上市，成為第一種臨床使用的抗焦慮藥物。

事實上，氯二氮平的化學結構是「1,4–苯二氮平」。後來，由於許多藥物都是以這個骨架為基礎來開發，因此統稱為苯二氮平類藥物。

圖 7-1　苯二氮平類藥物

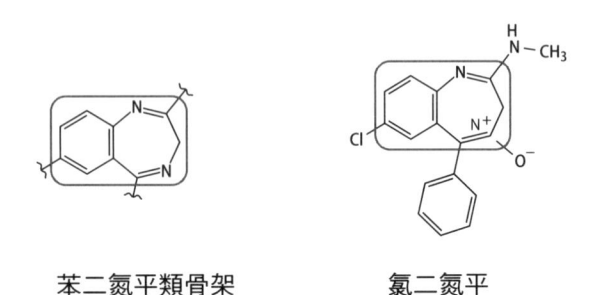

苯二氮平類骨架　　　　氯二氮平

如右頁圖7-2所示，苯二氮平類藥物種類繁多，藥效的維持時間也各自不同。接下來，就讓我們來介紹這些藥物的藥效機制。

大腦的淡定模式

我們的大腦作為人體的司令部，需要各式各樣的物質，協助神經細胞間的訊息傳遞。

這些物質各司其職，有的類似油門，會促進大腦興奮；有的則像煞車器，隨時抑制大腦活動。

其中，最具代表性的興奮性傳導物質，是一種稱

第 **7** 章　憂鬱、焦慮，怎麼用藥安撫？

圖7-2　人工合成的安眠藥

安眠藥

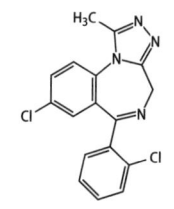

三唑侖
（Triazolam，
商品名：Halcion）
超短效型
（2～4小時）

溴替唑侖
（Brotizolam，
商品名：Lendormin）
短效型
（6～10小時）

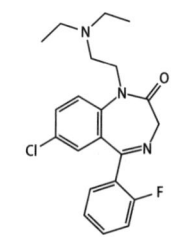

氟西泮
（Flurazepam，
商品名：Dalmate）
長效型
（30～100小時）

抗焦慮藥

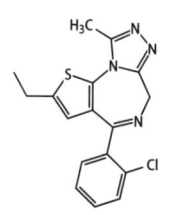

依替唑侖
（Etizolam，
商品名：Depas）
短效型
（6小時以內）

勞拉西泮
（Lorazepam，
商品名：Wypax）
中效型
（12～24小時）

地西泮
（Diazepam，
商品名：Cercine、
Horizon）
長效型
（24小時以上）

＊藥效時間指血液中的藥物濃度減半的所需時間。

為「L-麩胺酸[2]」（L-glutamic Acid）的胺基酸；而最具代表性的抑制性神經傳導物質，則是「GABA」（γ-aminobutyric acid，γ-氨基丁酸，見右頁圖7-3）。

這兩者物質會從神經細胞的細長末端釋放出來，並與其他神經細胞上的特定受體結合。

具體而言，L-麩胺酸會結合在AMPA受體[3]或NMDA受體[4]上；而GABA則是與GABA受體結合，負責傳遞訊息。

當這些受體被激活之後，訊號會被傳遞到神經細胞。根據受體的種類，神經細胞會變得興奮（讓大腦保持活躍、提高警覺）或被抑制（讓大腦放鬆、進入休息或安定狀態）。

話說回來，當我們**失眠與感覺焦慮時**，代表幫助大腦放鬆的GABA受體無法正常運作——就像失去煞車一樣，容易過度亢奮。

---

2. 亦即味精；麩胺酸屬於基礎胺基酸，富含於高蛋白的食物中，如肉類、米飯、乳製品。
3. α-氨基-3-羧基-5-甲基異惡唑丙酸受體（AMPA receptor）。
4. N-甲基-D-天門冬胺酸受體（NMDA receptor）。

第 7 章　憂鬱、焦慮，怎麼用藥安撫？

圖 7-3　L-麩胺酸和 GABA

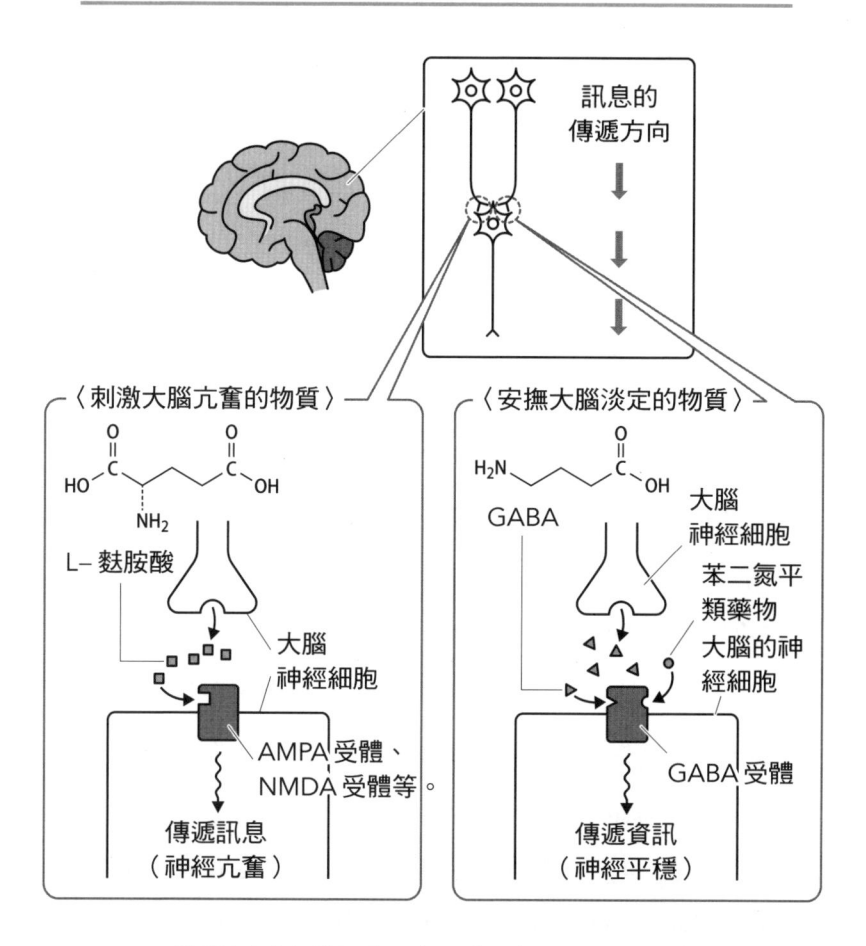

〈刺激大腦亢奮的物質〉

L-麩胺酸 → 大腦神經細胞 → AMPA 受體、NMDA 受體等。→ 傳遞訊息（神經亢奮）

〈安撫大腦淡定的物質〉

GABA → 大腦神經細胞、苯二氮平類藥物、大腦的神經細胞 → GABA 受體 → 傳遞資訊（神經平穩）

訊息的傳遞方向

* GABA 受體內含有氯離子（Cl−）通道。當 GABA 或苯二氮平類藥物與受體結合時，該通道會被打開。
　在氯離子的幫助下，神經細胞接收到來自大腦的抑制信號，使神經活動趨於平穩。同樣的，AMPA 受體或 NMDA 受體，也具有各自的離子通道，來傳遞興奮訊號。

這時苯二氮平類藥物就像救援隊,會與GABA受體的另一個部位結合,進一步活化該受體。如此一來,便能達到鎮靜・催眠、抗焦慮、抗癲與鬆弛肌肉等效果。

苯二氮平稱霸的底氣

GABA受體細分下去,還可以分為ω_2受體、ω_2受體,這兩者的作用也各自不同(見右頁圖7-4)。

相較於具有鎮靜與催眠功效的ω_1受體,ω_2受體則以抗焦慮為主。這也就是為什麼苯二氮平類既可以當作安眠藥,也能用作抗焦慮藥,至於究竟偏重哪種效果,取決於對哪一類受體作用較強。

此外,透過ω_2受體所產生的抑制作用,也能幫助神經細胞過度興奮引起的癲癇治療,因此也有一些些藥物被用作抗癲癇藥。

還有,ω_2受體不只存在於大腦,也分布在脊髓的神經細胞中,能抑制從脊髓傳達至肌肉的指令。換句話說,只要脊髓下達指令,肌肉就得乖乖聽話。因此,部分肌肉鬆弛劑其實也是苯二氮平類藥物。

這就是苯二氮平類藥物稱霸醫學領域的底氣。

圖 7-4　ω_1 受體和 ω_2 受體的差異

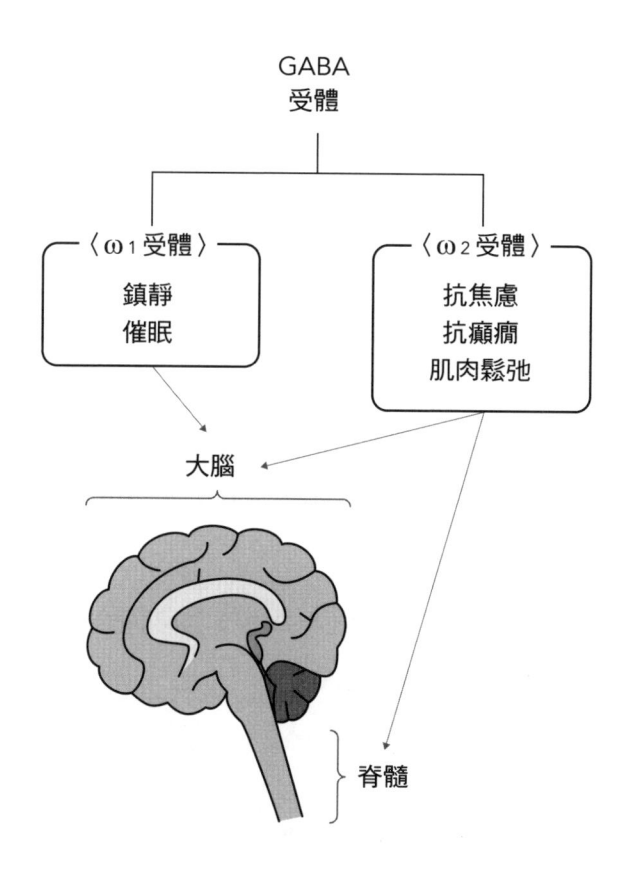

```
            GABA
            受體
         ／      ＼
   〈ω1受體〉      〈ω2受體〉
    鎮靜           抗焦慮
    催眠           抗癲癇
                   肌肉鬆弛
      ↓             ←
         大腦

      （大腦圖）
                    ｝脊髓
```

2 | 苯二氮平類並非萬靈藥

看到這裡，相信讀者還是有些許疑慮。不論苯二氮平對失眠或焦慮如何有效，終究涉及大腦神經，不是嗎？接下來，就讓我們回顧苯二氮平的發展史。

前面說過，人類很早便發現苯二氮平。然而，卻是在1960年初期才研發成藥物。在此之前，失眠藥以巴比妥類[5]（Barbiturates）為主流。

這類藥物的缺點是劑量控制不易，稍有不慎就可能導致呼吸困難、窒息，甚至還曾有人企圖以服藥自殺，因而引發社會撻伐。

截至現今，巴比妥類大多用於全身麻醉的誘導或治療癲癇所用，而不是安眠藥。

---

5. 巴比妥類藥物在臺灣亦屬於管制藥品，且部分品項被列為毒品，須遵守嚴格法規。

第 **7** 章　憂鬱、焦慮,怎麼用藥安撫?

再加上苯二氮平類相對安全許多,因此逐漸取代巴比妥,奠定如今的盟主地位。

苯二氮平的抗藥性

儘管苯二氮平類藥物的安全性相對較高,但不可諱言,仍然存在一些問題。

首先,長期服用會產生抗藥性,患者若自行增加用量,可能會對藥物成癮,甚至不吃藥就睡不著或情緒不穩定。

另外,若任意停止用藥,也可能出現反彈性失眠或焦慮,讓症狀更糟糕。嚴重的話,還可能出現頭痛、心悸、顫抖、手腳麻痺、冒汗等戒斷反應。

因此,服用苯二氮平之類的藥物,必須遵從醫師囑咐,切忌自行增加用量或隨意停止。

雖然苯二氮平的藥效確實不錯,但也不可避免伴隨一些副作用。例如:焦慮症的患者服用以後,白天容易昏昏欲睡,會影響日常作息。

此外,用於肌肉鬆弛時,可能因為四肢無力而步伐

不穩,甚且跌倒。高齡者尤應注意,以防骨折。

慶幸的是,藥廠已針對這個問題,研發一款佐沛眠(Zolpidem,商品名:美絲利〔Myslee〕)的安眠藥,可減緩服藥後的頭昏腦脹,預防跌倒等意外(圖7-5)。

圖7-5 佐沛眠安眠藥,可預防跌倒

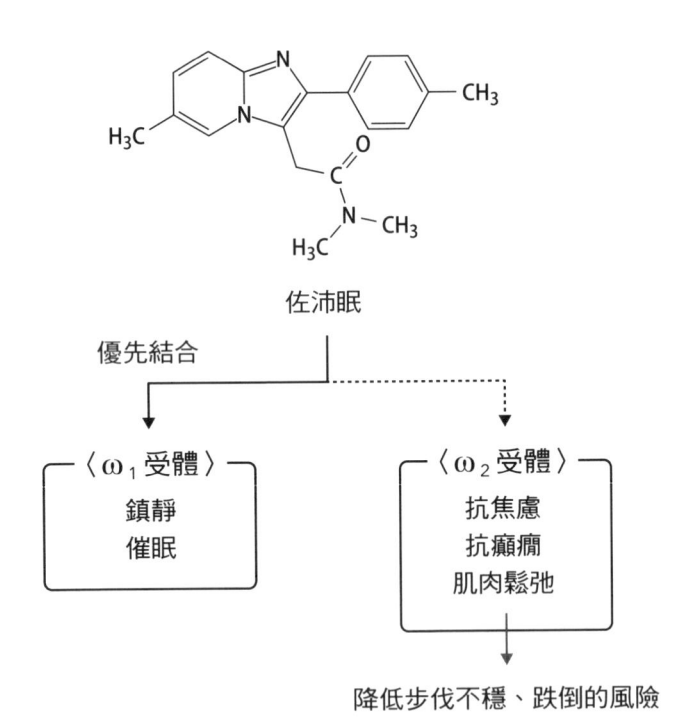

佐沛眠

優先結合

〈ω_1受體〉
鎮靜
催眠

〈ω_2受體〉
抗焦慮
抗癲癇
肌肉鬆弛

降低步伐不穩、跌倒的風險

第 7 章　憂鬱、焦慮，怎麼用藥安撫？

即便佐沛眠的分子結構與苯二氮平類藥物不同。然而，機制卻極其相似，同樣是透過刺激 GABA 受體來發揮藥效。

只不過佐沛眠會搶先與 ω_1 受體結合。因此，功效偏向鎮靜與安眠，而非肌肉鬆弛，只能間接避免肌肉鬆弛可能發生的步伐不穩或跌倒的後遺症。

然而，如上頁圖 7-5 所示，ω_1 受體有助於安眠，對於焦慮卻發揮不了作用。

因此，佐沛眠並不適用於焦慮症。

另外，與苯二氮平類藥物相比，服用佐沛眠也不容易出現抗藥性。

話說回來，俗話說有一好，無兩好。**佐沛眠的安全性雖然較高，但安眠效果還是略遜於苯二氮平類藥物**。因此，對於習慣苯二氮平的患者來說，難免有隔靴搔癢之憾。

前面說過苯二氮平之所以能稱霸市場，自然有它的底氣。反過來說，它要面臨的課題也不少。

接下來，讓我們來了解除了苯二氮平以外，還有哪些選項。

3 | 睡得好的關鍵：
褪黑激素

苯二氮平類藥物稱霸市場多年，本身仍有一些問題，沒想到新型安眠藥卻悄然崛起。重要的是，這些新藥顛覆傳統套路——跳過大腦的神經細胞，直接改善人體睡眠的機制。

生理時鐘的還原

首先，是善用體內褪黑激素（Melatonin）所研發的安眠藥。

我們之所以日出而作、日落而息，主要是受到大腦中的松果體（Pineal body）所影響。

而褪黑激素正是由松果腺所分泌（見第296頁圖7-6 A）。一般來說，分泌量會受身體接收的光線所影響，白天較少，晚上則大量分泌。

第7章 憂鬱、焦慮，怎麼用藥安撫？

大腦下視丘裡的「視交叉上核」（Suprachiasmatic nucleus）是人體生理時鐘的控制中心。當松果體分泌的褪黑激素與其中的賀爾蒙受體結合後，便能讓降低體溫或血壓，抑制交感神經的運作。如此一來，彷彿熄燈一般，指示身體進入睡眠模式。

如下頁圖7-6 B所示，褪黑激素的分泌量會隨著白天和夜晚變化，與一天的生理節奏密切相關。而褪黑激素，正是調節睡眠與清醒節律的一種賀爾蒙。

在正常情況下，褪黑激素的分泌量會在夜間增加，但若生活作息一紊亂，就會導致褪黑激素減少，進而引發我們失眠──躺在床上翻來覆去睡不著（見下頁圖7-6 C）。

科學家發現這個關鍵後，便於2010年從褪黑激素受體著手，研發出褪黑激素促效劑拉美爾酮（Ramelteon），也就是市面上常見的柔速瑞（Rozerem）。該促效劑的功效遠勝於褪黑激素，讓失眠患者容易入睡。

當拉美爾酮進入體內後，會刺激大腦中的褪黑激素受體，傳達夜已深的訊息。如此一來，當身體進入睡眠模式，自然能調整日夜作息。

家庭必備，藥物如何治療疾病

圖7-6 賀爾蒙減少會導致失眠

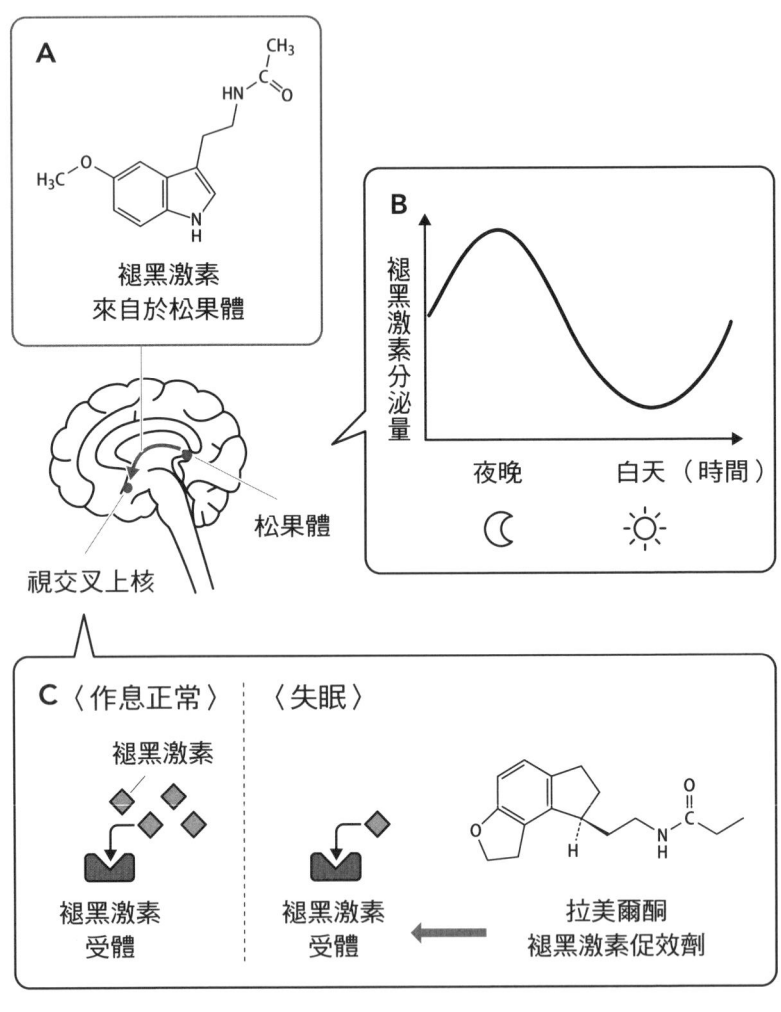

A 褪黑激素 來自於松果體

B 褪黑激素分泌量 / 夜晚 白天（時間）

松果體

視交叉上核

C 〈作息正常〉 〈失眠〉

褪黑激素

褪黑激素受體

褪黑激素受體

拉美爾酮 褪黑激素促效劑

改製自《看得見的藥Vol.1 第二版》（醫療資訊編、MEDIC MEDIA），2021年，第282頁。

第7章　憂鬱、焦慮,怎麼用藥安撫?

這個促效劑甫一推出,便被視為解決日夜節律睡眠障礙(Circadian rhythm sleep disorder)的王牌。最重要的是安全性高,沒有苯二氮平類藥物常見的成癮、抗藥性或跌倒等後遺症。

唯一的弱點,就是藥效不及苯二氮平強烈。

另外,2014年又有一種不同機制的安眠藥(見下頁圖7-7)問世,商品名為貝爾索姆拉(Belsomra)、成分名為蘇沃雷生(Suvorexant)。

這款安眠藥源自於猝睡症(Narcolepsy)。

猝睡症是一種毫無預兆就呼呼大睡的症狀,通常與體內缺乏食慾素(Orexin)有關。那麼,食慾素又是何方神聖?不說不知道,說起來嚇一跳。食慾素可是我們維持清醒的關鍵物質。總而言之,透過食慾素與大腦中的受體結合,我們才不會渾渾噩噩。

於是,科學家開始反向思考:如果讓食慾素動彈不得,不就能一覺到天亮?

這就是蘇沃雷生的誕生祕辛。

這款另闢蹊徑的安眠藥不僅不用看著天花板,數著綿羊便能安然入睡,也不會夜半起個兩、三次,或者是

比公雞還早起。直白的說，就是夜貓子的另一個福音。

同樣讓苯二氮平扼腕的是，蘇沃雷生沒有成癮、抗藥性或頭昏腦脹等跌倒的風險。就後遺症來說，用完勝來形容也不為過。

或許是市場接受度的反饋。之後，藥廠又推出類似的安眠藥雷莫瑞克（Lemborexant），商品名為達衛眠（Dayvigo）。

隨著時代的演進，安眠藥已從強制性干預，轉向順從生理機制，研發出更具人性的模式。

圖 7-7　新型安眠藥

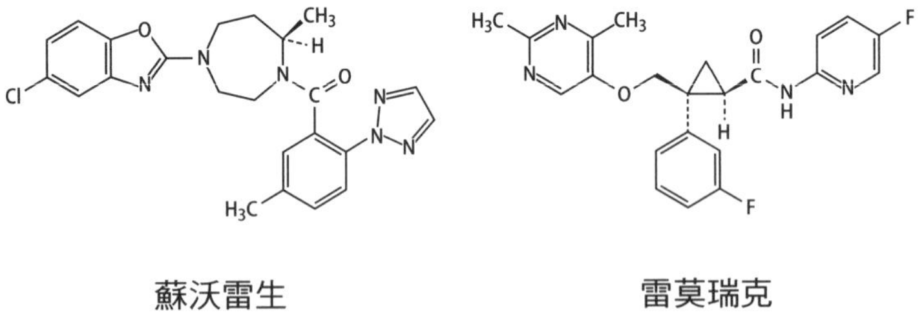

蘇沃雷生　　　　　　　雷莫瑞克

4 | 憂鬱處方 需二到四週才見效

就現階段來說，治療焦慮還是以選擇性血清素回收抑制劑（Selective serotonin reuptake inhibitor，以下簡稱 SSRI）為主。

反過來說，苯二氮平類藥物因易成癮、抗藥性與跌倒等風險，其市場的接受度倒是越來越低。

焦慮的不同路徑

如第 301 頁圖 7-8 所示，目前有四種常用的 SSRI，各有各自對應的焦慮症。

話說回來，血清素又被稱為「快樂激素」，各位不妨將看作傳遞情緒的通訊兵。當大腦與 SSRI 相互作用時，血清素濃度上升，焦慮的心情自然回歸平穩（詳細留待下一節說明）。

若說苯二氮平的機制是抑制焦慮，SSRI則是從根拔起，讓焦慮無所遁形。

即便如此，SSRI也並非萬靈丹。倒不如說是隨著時代的演變，在抗焦慮的同時，人類也顧及用藥的安全考量罷了。

值得注意的是，剛開始服用SSRI時，仍可能出現食慾不振、嘔吐、腹痛、腹瀉等腸胃不適的症狀。

此外，焦慮症患者最怕的，就是擅自停止服用引發的「停藥症候群[6]」。例如：出現耳鳴、頭暈、電擊感覺；嚴重的話，還出現流行性感冒症候群。

問題是，所有抗憂鬱藥通常需要2到4週才能見效。當然，SSRI也不例外。

就藥效來說，對於恐慌症這類急迫性的發病，苯二氮平當然是唯一的選擇。

相較於SSRI需要提前2週到4週服用的前提，苯二氮平也絕對是社交焦慮症患者，可以臨時抱的佛腳。

---

6. 也稱為抗憂鬱藥停藥症候群或藥物戒斷症候群。

第 **7** 章　憂鬱、焦慮，怎麼用藥安撫？

圖 7-8　常見 SSRI 藥物

SSRI
（擇性血清素回收抑制劑）

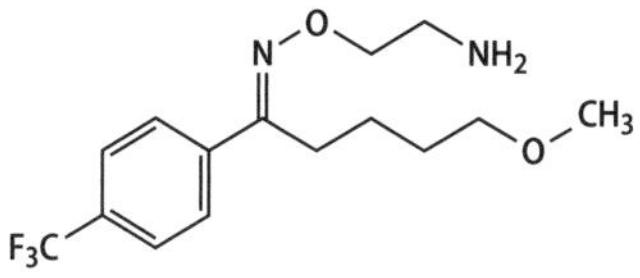

氟伏沙明
（Fluvoxamine）
（商品名：Depromel、無鬱寧〔Luvox〕）

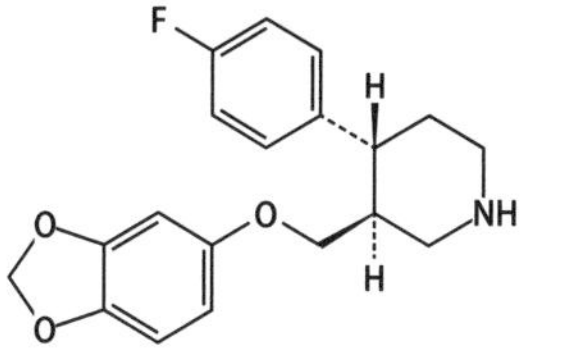

帕羅西汀
（Paroxetine）
（商品名：Paxil）

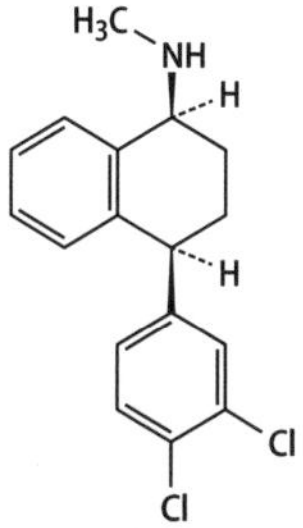

舍曲林
（Sertraline）
（商品名：樂復得〔Zoloft〕）

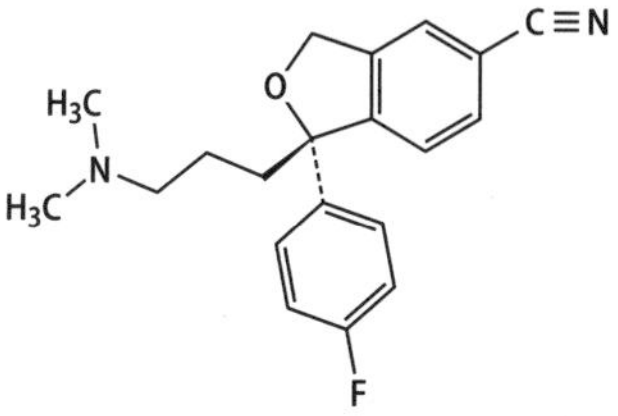

艾司西酞普蘭
（Escitalopram）
（商品名：立普能〔Lexapro〕）

以上，是失眠與抗焦慮藥的簡單介紹。

說到底，失眠或焦慮原本就與大腦的神經細胞有關。因此，針對大腦的藥物對改善失眠是不可或缺的。然而，大腦是何等敏感與精細，副作用、戒斷反應與停藥症候群都不容小覷。

因此，遵從醫師的處方、避免擅自加量或停止服用，顯得格外重要。

5 │ 但有 30％的患者吃了沒效

　　人生在世，總有情緒低落、做什麼都提不起勁的時候。但是，當這樣的心理狀況無法自然恢復，並且持續很長一段時間，就可能憂鬱症纏身。

　　特別是對於現代人來說，每 15 個人就有一人罹患過憂鬱症[7]，這已經不是和自己無關的事。

　　研究報告顯示，憂鬱症可能來自於內在成因，如遺傳或性格等，其他也不排除工作壓力或人際關係等外在因素。

　　此外，憂鬱症並非單純的心理問題。嚴重的話，還可能影響身體機能與日常生活。

---

7. 根據衛福部統計，臺灣民眾有 8.9％、約 200 萬人有憂鬱症，其中重度憂鬱症患者占 5.2％、約 125 萬人。

心理方面的症狀包括：情緒低落、注意力減退、判斷力與決斷力下降、對事物失去興趣或樂趣、焦慮感與絕望感等。

生理方面的症狀則有：失眠、食慾與性慾降低、全身疲勞、頭痛、肩頸痠痛、腰痛、味覺異常、腹瀉或便祕等。

憂鬱病的形成病因

關於憂鬱症，有學者提出單胺假說（Monoamine hypothesis）的理論。

所謂單胺，是指大腦中的神經細胞傳遞訊息所需的關鍵物質，例如右頁圖7-9的血清素、去甲腎上腺素或多巴胺（Dopamine）等。

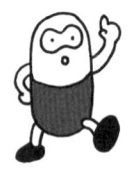

> 血清素、去甲腎上腺素與多巴胺都是由胺基酸分泌。
> 前者是色胺酸，而去甲腎上腺素與多巴胺則是酪胺酸。

圖 7-9　單胺假說理論

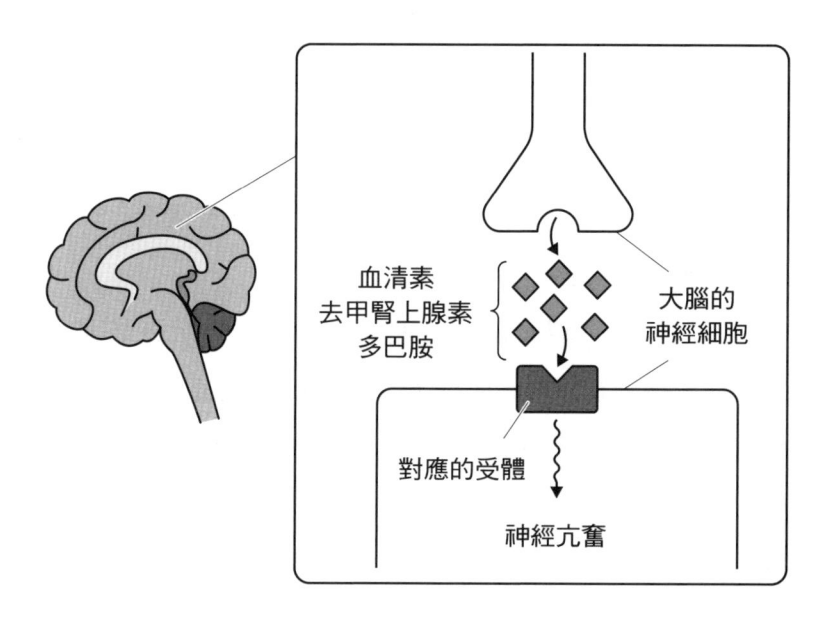

（圖：大腦神經細胞突觸示意圖，標示「血清素、去甲腎上腺素、多巴胺」、「大腦的神經細胞」、「對應的受體」、「神經亢奮」）

　　這些單胺物質如同 L−麩胺酸和 GABA，透過與特定受體的結合，傳遞神經細胞的訊息。其中，血清素結合的受體雖然自成一格，與去甲腎上腺素或多巴胺不同。但三者同樣與情緒調節相關。

　　例如：去甲腎上腺素掌控不安或恐懼等情緒，多巴胺則與動力或幹勁相關。

事實上,神經細胞之間並沒有我們想像中麻吉,而是隔著一層突觸間隙(Synaptic cleft)。

當單胺物質(特別是血清素與去甲腎上腺素)的濃度下滑時,就像接力賽中接棒失誤,神經細胞之間的訊息傳遞瞬間中斷,情緒也隨之短路。於是,整個人像是漏電[8]一樣,訊息傳遞變得斷斷續續,停滯在憂鬱[9]的狀態中——這就是所謂的單胺假說。

話說回來,單胺假說的理論是怎麼來的?這是因為**高血壓患者在服用利血平(Reserpine)以後,容易情緒低落,甚至有憂鬱傾向**。有人懷疑可能與單胺物質濃度的減少有關,便透過提高單胺物質的濃度,讓間隙連結的接力賽一棒一棒的接下去,沒想到還真的奏效。於是,才有單胺假說的理論。

問題是,抗憂鬱藥雖然短時間(數小時至數日)能提升單胺的濃度,但藥效卻要2週到4週才能顯現。於

---

8. 用來描述躁鬱症的鬱期,而非憂鬱症。躁鬱症的鬱期,大腦的活動可能過度活躍,導致情緒不穩定,就像漏電一樣。
9. 二十一世紀腦神經科學已證實,憂鬱症其實是大腦疾病,因腦細胞及神經元的活性不足與溝通不良或者是神經傳導物不足所引起。

第 7 章　憂鬱、焦慮,怎麼用藥安撫?

是,就成為有效與否的灰色空間。

遺憾的是,憂鬱症的病因至今仍眾說紛紜,確切的療法還需進一步釐清成因與發病機制。

單胺物質濃度的提升

接下來,讓我們來了解抗憂鬱藥是如何提升單胺物質的濃度。

話說回來,前面提到的 SSRI 就是代表性的抗憂鬱藥之一。

憂鬱症雖然與血清素、去甲腎上腺素與多巴胺等單胺物質的分泌量有關。SSRI 的功效則主要鎖定血清素,透過以下步驟,讓心情撥雲見日(見下頁圖 7-10):

① 神經細胞會從末端釋放出血清素,並透過與鄰近細胞受體的結合,傳遞訊息。
② 血清素會從受體上脫離,回到突觸間隙。這些、血清素會被分解,或是被神經細胞再度回收。
③ 在被回收的情況下,血清素會透過單胺轉運蛋白

圖 7-10　單胺物質的運作

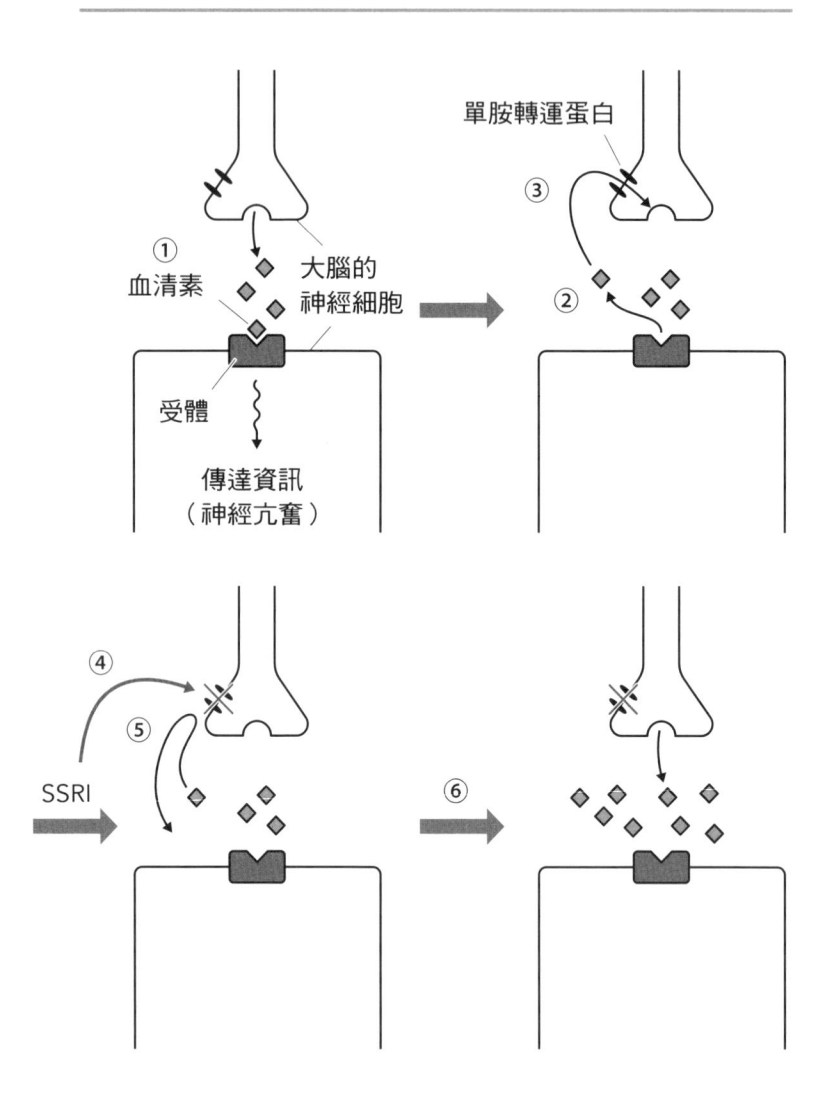

第 7 章 憂鬱、焦慮,怎麼用藥安撫?

（Monoamine transporter）,被神經細胞吸收回收再利用。

④ SSRI出手干擾,讓單胺轉運蛋白做白工。
⑤ 血清素無法被神經細胞重新吸收。
⑥ 突觸間隙的血清素濃度上升,神經訊號的傳遞變得更穩定,可有效改善情緒低落等憂鬱症狀。

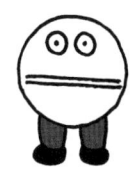

> 這麼說來,單胺轉運蛋白就類似守門員。

> 沒錯,其實SSRI就已經說明一切。因為血清素才是重點。

雖然SSRI對憂鬱症確實有其功效,但不可諱言的是,還是存在無法立即奏效與副作用等缺點。再加上血清素也與腸胃有關,因此腸胃不適也在所難免。

此外,戒斷症候群也不可不防。例如:服用一個月以後,覺得神清氣爽而擅自停藥,或者減量,身體反而不知所措、適應不良。

即便包含SSRI在內的抗憂鬱各有各自的藥效機制,但憂鬱症的病因卻尚未釐清。因此,仍以對症療法為主。

此外,根據統計顯示,抗憂鬱藥的藥效是七比三。換句話說,有30％的患者即便接受治療,仍深受憂鬱症之苦。因此,當務之急是究明憂鬱症的來龍去脈。

第 8 章

癌症，就是細胞內鬥

- ☑ 癌症的成因與三種對應方法。
- ☑ 癌細胞與正常細胞有何不同？
- ☑ 抗癌藥的作用機制。
- ☑ 為什麼化療會導致掉髮？
- ☑ 帶來諾貝爾獎的全新抗癌藥。

1 癌症的油門與煞車

癌症長年高居日本死亡排行榜,甚至每兩人就有一人罹癌[1]。

體內細胞不斷增殖所形成的腫塊,我們稱之為「腫瘤」。一般又分為「良性腫瘤」與「惡性腫瘤」,兩者的成長速度與形成方式截然不同。其中,惡性腫瘤就是我們常說的「癌症」。相較於前者,後者的增殖速度不僅快且猛,而且還會延伸至周圍的組織(亦即浸潤)。

而且,還會順著血液滲透入其他部位,造成癌症的轉移(見右頁圖8-1)。

這就是我們一聽到就聞風喪膽的癌症。

一旦腫瘤越來越大,壓迫到周圍組織,就可能引起疼痛、出血或損害各個器官的功能。此外,腫瘤還會

---

1. 根據衛生福利部,臺灣平均每4分2秒就有一人罹癌。

第 8 章 癌症，就是細胞內鬥

圖 8-1 癌細胞會轉移，影響正常細胞

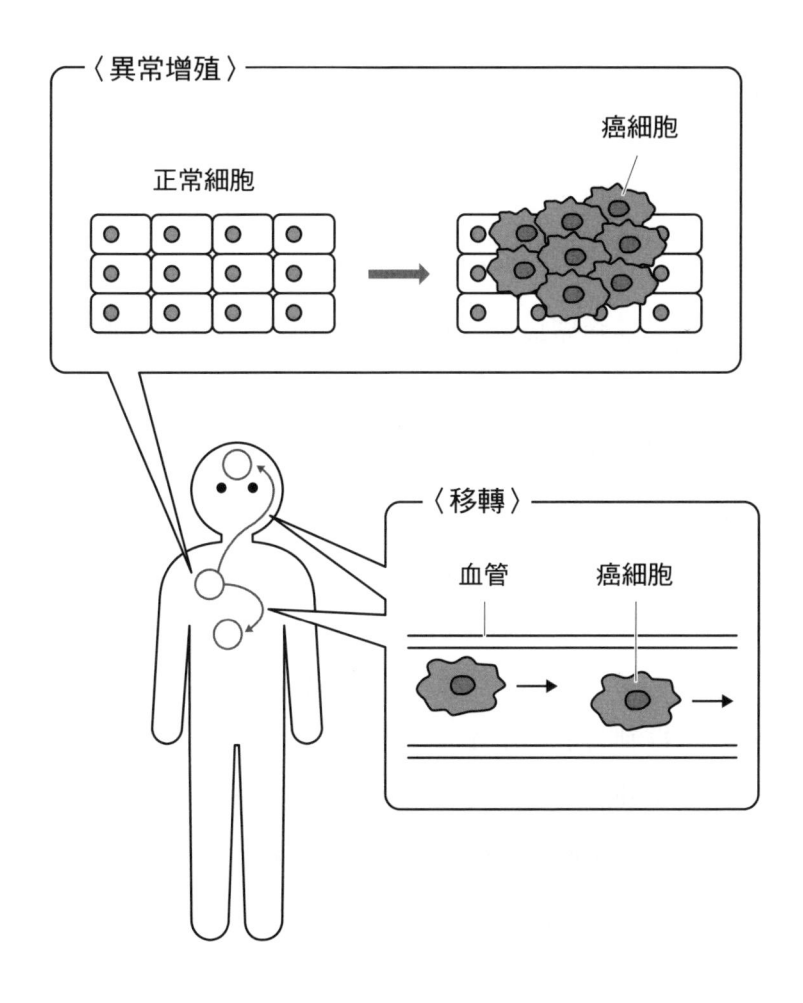

〈異常增殖〉

正常細胞　　癌細胞

〈移轉〉

血管　癌細胞

奪取原本應該供應給正常細胞的養分。更進一步，腫瘤會釋放影響正常細胞的物質，導致肌肉量與脂肪量的減少。所謂的惡性腫瘤，其實就是癌細胞在體內大量增殖所形成的腫塊。

癌細胞的可怕之處

當癌症腫瘤長到約 1 公分時，體內的癌細胞的數量大約已達 10 億個。

其實，癌細胞是正常細胞發生異常，並透過細胞分裂不斷增殖而來。

正常細胞本來也會細胞分裂，尤其在青少年時期或身體受傷時，需要透過分裂來幫助發育或修復傷口。

問題是，癌細胞比較異類，就像綠巨人浩克一樣，會不受控制的不斷分裂與增殖。

如果將正常細胞與癌症細胞分別放在培養皿上，就會發現正常細胞的增殖只是薄薄的一層；但癌細胞卻是一層層往上堆，最後形成一團腫塊。

第 8 章　癌症，就是細胞內鬥

癌症的罹病原因與三大對策

話說回來，為什麼癌症會這麼顧人怨？

罹癌的原因很多，抽菸、飲酒、紫外線、放射線、石棉或病毒感染等，都可能是致癌因素之一。

比方說，子宮頸癌來自於人類乳突病毒[2]，而肝癌則是肝炎病毒所引起一般。

當正常細胞的基因受到上述因素影響而突變時，在不斷的分裂與累積中，會逐漸演變為癌細胞。在這之中，與癌症相關的基因，主要有抑癌基因（Tumor suppressor gene）與致癌基因（Oncogenes）。

抑癌基因能有效修復異常的 DNA，或在細胞尚未增殖之前，剷除突變的細胞。

如果說致癌基因是催油門，抑癌基因就類似煞車的功能（見下頁圖 8-2）。

當致癌基因尚未突變（亦即原癌基因）時，會與正常細胞一樣進行細胞分裂。但如果失去控制，細胞就會異常增生。

---

2. 一種 DNA 病毒，會感染人體的表皮與黏膜組織。

於是，在癌基因油門踩過頭，或抑癌基因煞車失靈的情況下，便提供致癌基因作亂的空間[3]。

癌症的治療方法大致分為：手術治療、放射線治療和藥物治療三種。

手術治療是透過切除病灶來移除癌細胞；放射線治療是利用放射線照射癌細胞，使其縮小或消失；而藥物治療則是使用抗癌藥（抗癌劑）進行治療。

圖 8-2　致癌基因是油門，抑癌、基因是煞車

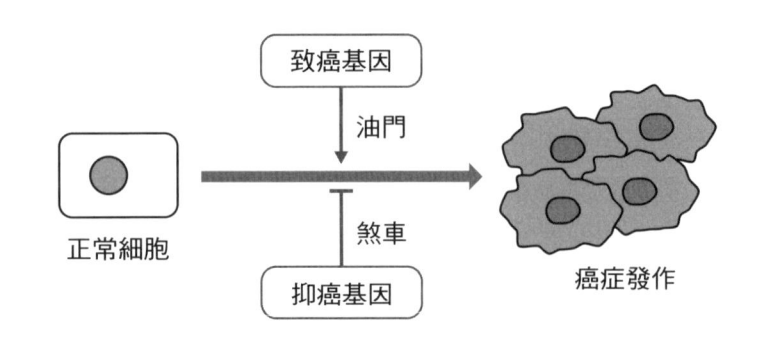

---

3. 部分遺傳性腫瘤與基因異常息相關。其中，大都來自於抑癌基因的先天缺陷。

2 | 抗癌，就是抑制細胞分裂

那麼，抗癌藥又是如何發揮療效？

首先，無庸置疑，抗癌藥的目標就是癌細胞。

而癌細胞與正常細胞的最大差異，在於它超乎尋常的增殖能力。

正如我在第4章提過的，癌細胞會透過複製DNA，促使細胞不斷分裂增殖下去。

雖然細菌和癌細胞在結構上（例如是否具有細胞核或細胞壁）有所不同，但它們的增殖過程其實很相似。

有些抗癌藥物正是針對這些正在複製的DNA，透過抑制細胞分裂來殺死癌細胞。

這類藥物自早期抗癌治療以來就被廣泛使用，稱為「細胞毒性抗癌藥」（Cytotoxic payload）。

造型奇特的雙螺旋

在說明抗癌藥的藥效機制以前,我們不妨先來了解DNA的分子結構。

如右頁圖8-3所示,DNA的基本單位是核苷酸(nucleotide),每個核苷酸都包含三個部分:磷酸(Phosphoric acid)、五碳糖[4](Pentose),以及含有大量氮原子(N)的含氮鹼基(Nitrogenous base)。

其中,磷酸與五碳糖是所有核苷酸共有的結構;而唯一不同的部分,是含有大量氮原子的含氮鹼基。

其中,含氮鹼基又分為四種:腺嘌呤(Adenine)、鳥嘌呤(Guanine)、胸腺嘧啶(Thymine)與胞嘧啶(Cytosine),分別以英文字母A、G、T、C表示。

接下來,為了方便大家理解,我會使用右頁圖8-3的簡化符號來代表這些核苷酸。

---

4. 一般有兩種形式:核糖(ribose)或去氧核糖(deoxyribose)。

圖8-3　DNA的基本單位：核苷酸

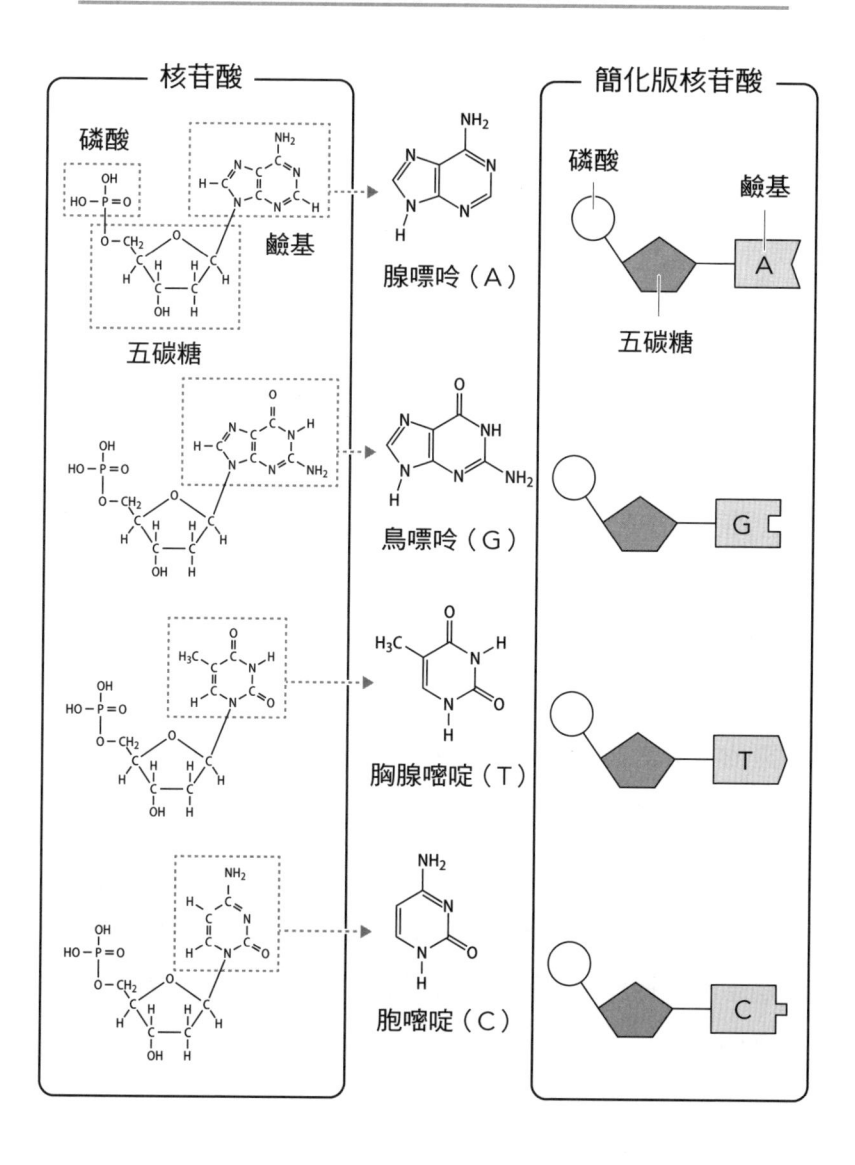

腺嘌呤（A）

鳥嘌呤（G）

胸腺嘧啶（T）

胞嘧啶（C）

如右頁圖8-4①所示，許多核苷酸透過磷酸彼此連結，朝同一方向延伸，形成所謂的核苷酸鏈。

而核苷酸鏈上含氮鹼基（A、T、G、C）的排列順序，正是細胞合成蛋白質所需的遺傳物質。

DNA是由兩條核苷酸鏈結合而成（見右頁圖8-4②）。這兩條鏈以反向平行的方式排列，並透過鹼基間的配對緊密結合。

如圖所示，四種鹼基之間有特定的配對原則：A（腺嘌呤）與T（胸腺嘧啶）配對，G（鳥嘌呤）與C（胞嘧啶）配對。

這兩條核苷酸鏈呈現螺旋狀（見右頁圖8-4③），也就是我們熟知的「DNA雙螺旋構造」。

當DNA進行複製時，雙股螺旋結構會先被解開，再依序接上新的核苷酸鏈（深色部分）合成新的雙螺旋（見右頁圖8-4④）。因此，DNA的數量會加倍，為接下來的細胞分裂做準備。

重要的是，無論是正常細胞還是癌細胞，分裂時都是這套神操作。只不過癌細胞的分裂往往失控，導致過度增殖。

第 8 章　癌症，就是細胞內鬥

圖 8-4　複製 DNA 的雙螺旋構造

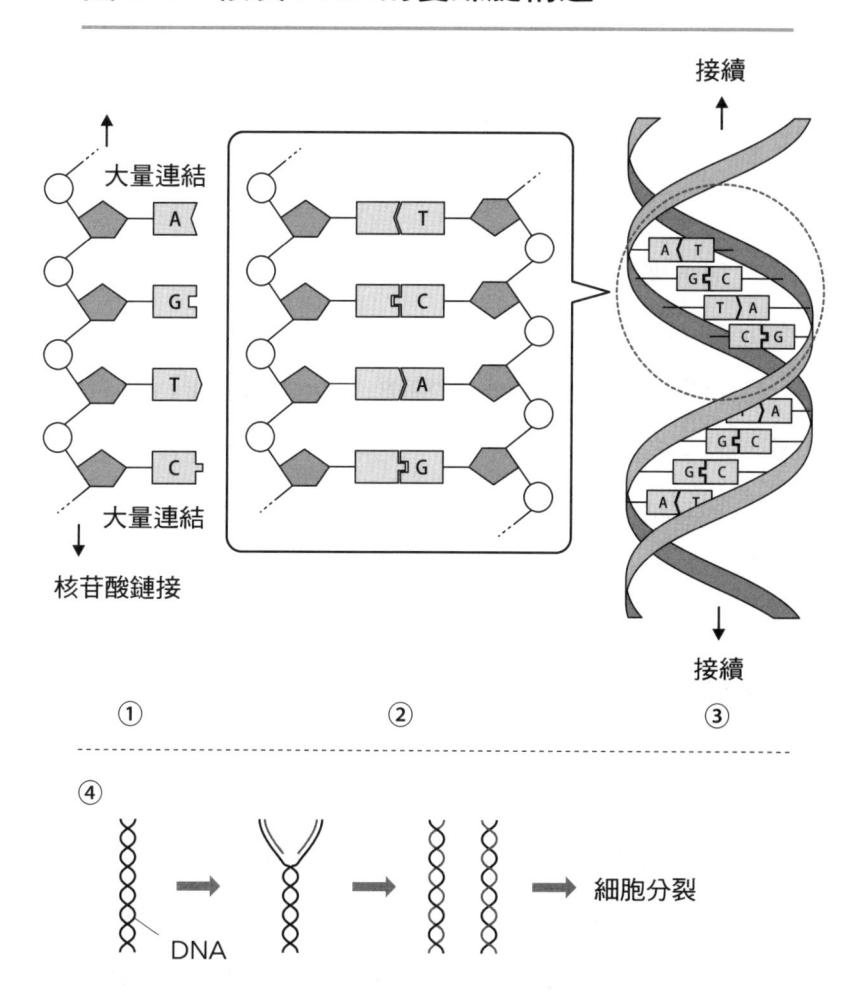

大量連結
A
G
T
C
大量連結

↓
核苷酸鏈接

接續↑

接續↓

① ② ③

④ DNA → → → 細胞分裂

改製自《藥物解析 Vol.3 第二版》（醫療資訊科學研究所編撰，2023 年 Medic Media 出版），第 323 頁。

3 鎖定DNA，封殺癌症生路

接下來，讓我們來了解一下細胞毒性抗癌藥，如何鎖定DNA與其藥效機制。

首先，是化療藥物環磷醯胺（Cyclophosphamide，商品名：癌得星〔Endoxan〕，見第325頁圖8-5 A）。

它的結構源自於第一次世界大戰的化學武器——芥子氣（Sulfur mustard）。

研究人員發現，暴露在芥子氣中會導致白血球數量大幅減少。因此，有人推測，如果能降低這種毒性，同時又能有效抑制白血球異常增生，或許可以應用於治療白血病（一種血癌）。

後來研究發現，若將芥子氣中的硫原子（S）改成氮原子（N）時，其毒性會顯著降低。這促成了1940年代氮芥（Mechlorethamine）的誕生，並被應用於治療血癌——何杰金氏淋巴癌（Hodgkin lymphoma）。

第 8 章　癌症，就是細胞內鬥

之後，經過進一步改良結構，才於1950年代推出環磷醯胺，並廣泛應用於治療癌症。

DNA 雙螺旋的動彈不得

那麼，環磷醯胺又是如何發揮藥效？

首先，當體內注射這款化療藥品後，會經由肝臟中的CYP2B6酵素（屬於細胞色素P450酵素家族，詳細請見第81頁），轉換為兩種活性代謝物：磷醯胺芥子鹼（Phosphoramide mustard）、去甲芥子鹼（Nornitrogen mustard），並進一步破壞DNA的結構。

話說回來，這些成分到底是如何轉換？各位不妨參閱第325頁圖8-5的分子1（灰色圓形）。

應該不難發現，分子1會與DNA鏈上的鹼基中的氮原子（N）發生結合反應，而原有的氯原子（Cl）則脫離。

由於DNA的雙螺旋結構，藥物分子具有兩個結合位點，可以同時與兩個鹼基（見第325頁圖8-5 B，特別是鳥嘌呤）結合，將兩條核苷酸鏈連結在一起。

接下來,要介紹抗癌藥物順鉑[5](Cisplatin,商品名:Randa、IA Call,見第326頁圖8-6)。

如圖所示,順鉑的分子結構中含有化學元素白金(Pt),同樣也是透過結合DNA的鹼基來發揮藥效。

有趣的是,順鉑的研發可說是誤打誤撞。

1965年,為了研究電流對細菌的影響,科學家使用了白金電極,結果意外發現,其電極釋放出的某種物質竟然能抑制細菌的增殖。

在確認這個物質是順鉑以後,人們便開始朝化療藥品研究。這種結合能使DNA雙鏈被固定,無法解開,從而阻礙DNA的複製。

順鉑的抗癌機制,其實與環磷醯胺頗為相似。

當順鉑進入體內後,白金原子(Pt)會與DNA中的鹼基結合(通常是兩個鳥嘌呤,或一個鳥嘌呤加上一個腺嘌呤),並釋放兩個氯原子(Cl)。於是,DNA的雙螺旋因為動彈不得而無法複製。

---

5. 含白金的經典抗癌藥,特別用於頭頸癌、卵巢癌等。

第 8 章 癌症，就是細胞內鬥

圖 8-5 結合 DNA 的鹼基

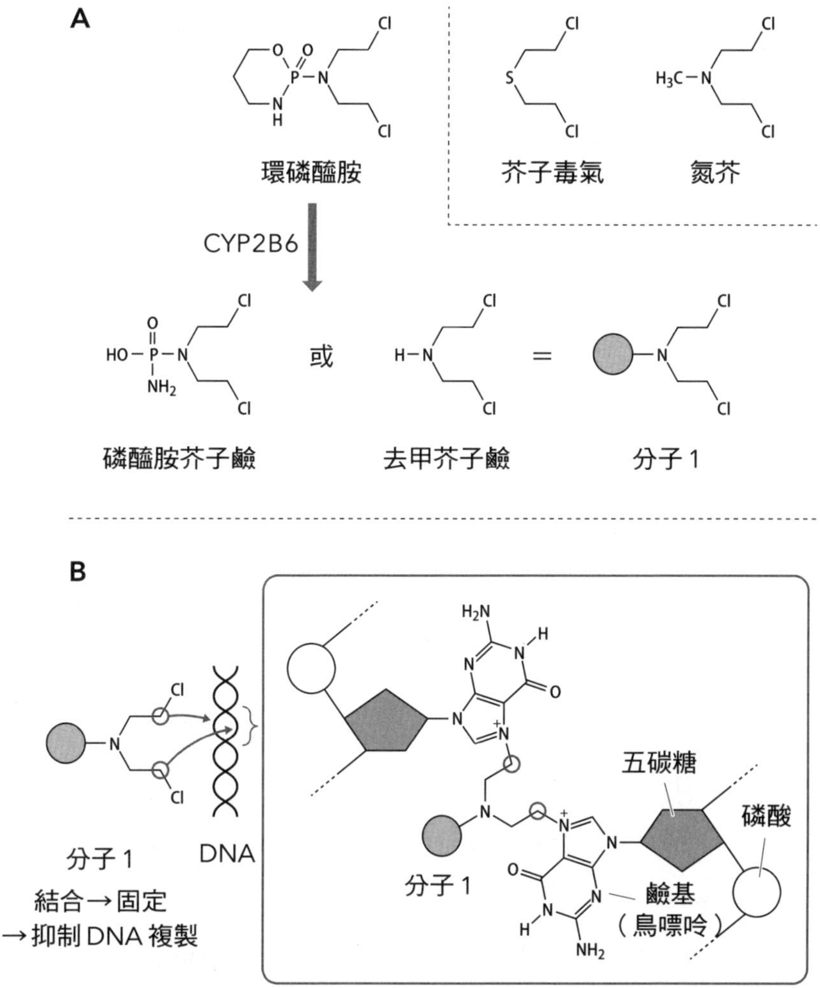

A

環磷醯胺　　　　芥子毒氣　　氮芥

CYP2B6

磷醯胺芥子鹼　　或　　去甲芥子鹼　　＝　　分子 1

B

分子 1
結合 → 固定
→ 抑制 DNA 複製

分子 1　　DNA

五碳糖
磷酸
鹼基（鳥嘌呤）

325

此外,順鉑還會阻斷RNA的轉錄,等於是源頭封殺癌細胞的生路。

圖 8-6　順鉑會抑制 DNA 複製

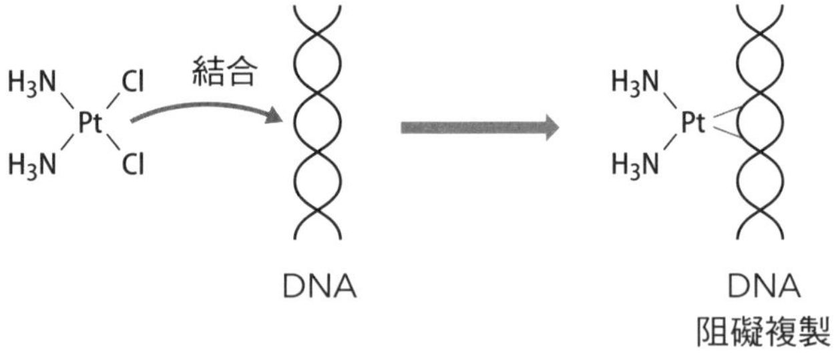

H_3N－Pt－Cl, Cl （結合）→ DNA → H_3N－Pt－H_3N DNA 阻礙複製

截斷 DNA 材料的來源

接下來,我們要介紹作用機制完全不同於前面兩種的抗癌藥。

在第329頁圖8-7 A中,顯示了DNA的構成單位——核苷酸在體內合成的過程。

DNA的核苷酸中有四種不同的鹼基,本節特別以胸腺嘧啶為例來說明。

當去氧尿苷單磷酸(Deoxyuridine monophosphate)

第 8 章　癌症，就是細胞內鬥

遇到胸苷酸合成酶（Thymidylate synthase）時，圖中圈起標示的 –H 會被轉換為 –CH$_3$，形成胸苷酸（–CH$_3$ 與 H$_3$C– 雖然逆向排列，但性質相同）。

而胸苷酸就是第 319 頁圖 8-3 中，含有胸腺嘧啶的核苷酸。

也就是說，藉由去氧尿苷單磷酸的轉換反應，體內才能合成含有胸腺嘧啶的核苷酸。

既然核苷酸是 DNA 的重要組成材料，在 DNA 複製過程中，自然不可或缺。

另外一種同樣鎖定 DNA 材料的化療藥品是氟尿嘧啶（Fluorouracil）。當氟尿嘧啶進入體內後，便轉換為 5- 氟 -2'- 去氧尿苷單磷酸（5-fluoro-2'-deoxyuridine monophosphate）。

氟去氧尿苷酸的分子結構，與正常的去氧尿苷單磷酸非常相似。因此，胸苷酸合成酶常誤以為是氟去氧尿苷酸，並將其納入反應。

可惜的是，這下子踢到鐵板了。因為氟去氧尿苷酸中氟原子（F）會妨礙 –CH$_3$ 基團的添加，導致轉化反應無法進行。

既然胸苷酸合成酶無法順利催化，人體內便無法合成胸苷酸。DNA的核苷酸三缺一，少了胸苷酸以後，癌老大因無法複製DNA而停止增殖，腫瘤也會因此逐漸縮小。

此外，還有滅殺除癌錠[6]（Methotrexate），也是透過不同的機制來抑制胸苷酸的合成（第331見圖8-8）。

關鍵在於：葉酸（Folic acid）。葉酸是人體必需的維生素，可以從豆苗等蔬菜中攝取。

當葉酸進入體內以後，會依序轉換為：二氫葉酸（Dihydrofolic acid）、四氫葉酸（Tetrahydrofolic acid）。

其中，四氫葉酸會活化胸苷酸合成酶，進而啟動胸苷酸的合成。換句話說，葉酸雖然不是直接參與反應的原料，卻在DNA的製造中，默默扮演著關鍵角色。

然而，在二氫葉酸轉換為四氫葉酸的過程中，還必須仰賴二氫葉酸還原酶（Dihydrofolate reductase）酵素來催化。

---

6. 同樣干擾胸苷酸的合成，只不過機制不同。

第 8 章　癌症，就是細胞內鬥

圖 8-7　胸苷酸的合成

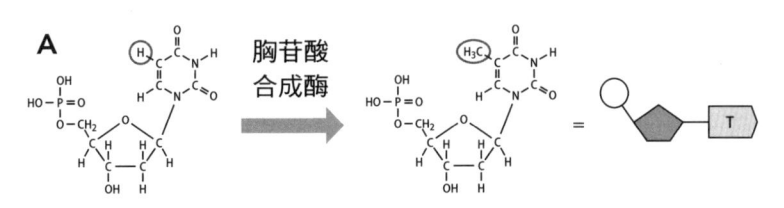

A

去氧尿苷單磷酸 →（胸苷酸合成酶）→ 胸苷酸

DNA 必要成分
複製 DNA（細胞分裂）

改製自《藥物解析 Vol.3 第二版》（醫療資訊科學研究所編撰，2023 年 Medic Media 出版），第 323 頁。

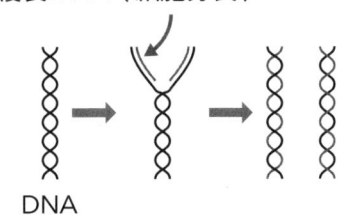

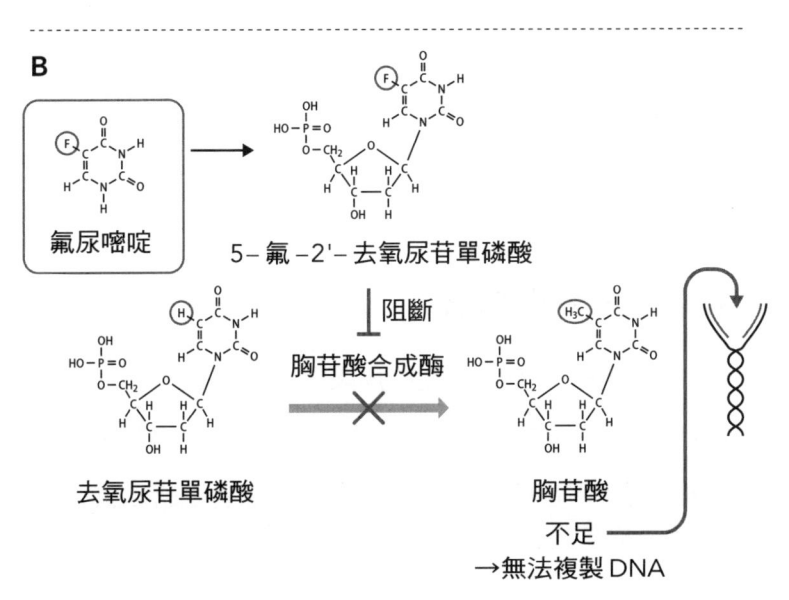

DNA

B

氟尿嘧啶 → 5-氟-2'-去氧尿苷單磷酸

去氧尿苷單磷酸 ⊥阻斷 胸苷酸合成酶 ✕ → 胸苷酸

不足
→無法複製 DNA

329

而滅殺除癌錠,就是阻斷這種還原酶的作用,達到抗癌效果。

滅殺除癌錠之所以有效,是因為它的結構與葉酸相似,可以「欺騙」酵素,從而阻斷正常的葉酸代謝。

當還原酶被抑制以後,就產生不了四氫葉酸;缺少四氫葉酸,胸苷酸合成酶自然也無法發揮作用。於是,DNA所需的胸苷酸開始短缺。

只要胸苷酸供應不足,癌細胞就無法複製DNA,惡性腫瘤也就越來越小。

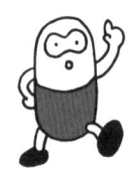

> 可別小看葉酸。凡是想要生小孩的女性或是準媽媽,多吃一點準沒錯,更何況DNA也缺不了它。

化療與掉髮的關係

一般說來,細胞毒性抗癌藥對進展快速的癌細胞效果最為顯著。因為針對的是中後期的DNA。因此,藥效越強,副作用也相對越大。不少癌症患者之所以抗拒化

第 8 章　癌症，就是細胞內鬥

圖 8-8　藉由抑制葉酸，達到抗癌效果

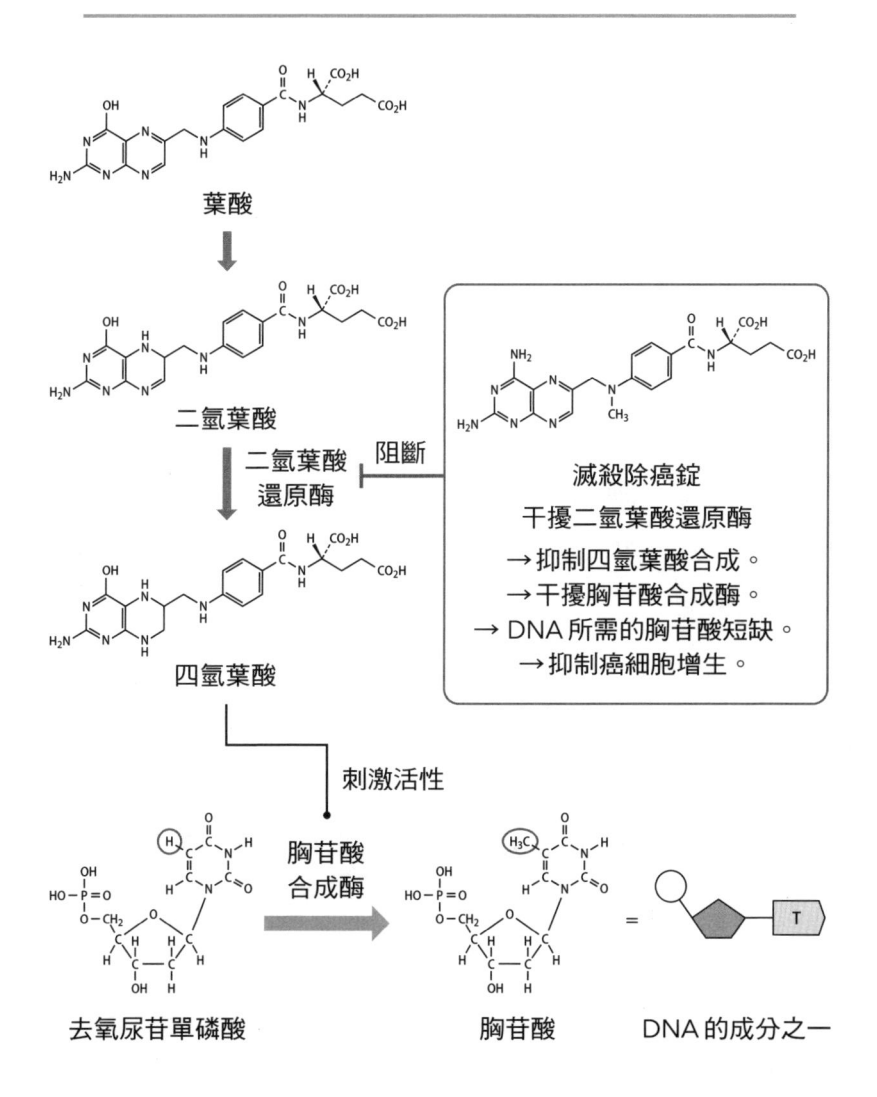

葉酸

↓

二氫葉酸

↓ 二氫葉酸還原酶　　阻斷 ←

四氫葉酸

滅殺除癌錠
干擾二氫葉酸還原酶
→ 抑制四氫葉酸合成。
→ 干擾胸苷酸合成酶。
→ DNA 所需的胸苷酸短缺。
→ 抑制癌細胞增生。

↓ 刺激活性

去氧尿苷單磷酸　—胸苷酸合成酶→　胸苷酸　＝　DNA 的成分之一（T）

331

療，無非是因為副作用。因為抗癌藥類似無差別攻擊，正常細胞也會受到影響。

我在前面說過，只要是細胞，不論正常與否，分裂是必然的機制。試想細胞不分裂，一個受精卵怎麼發育成胎兒？一個小孩如何長大成人？更別說身體有了傷口，多虧細胞懂得分裂，我們才又活蹦亂跳。

其中，又以頭髮毛囊、胃腸的上皮細胞（消化食物）或骨髓（製造免疫細胞）等汰舊換新頻繁的部位，細胞分裂最為頻繁。反過來說，大腦或心肌等部位一旦發育完成，細胞就幾乎不再分裂。

由此可知，越是頻繁分裂的細胞，越容易受到抗癌藥的影響。

例如，出現掉髮、腹瀉或免疫力下降等副作用。

幸運的是，隨著科技的進步，不少化療藥品針對癌細胞的蛋白質或機制，以便降可能的減少副作用。

介紹完傳統抗癌藥物，接下來是新藥的展望。

4 標靶藥物的作用機制

目前，標靶藥物（Targeted drugs）已成為抗癌治療的主流。

傳統的化療藥雖然對多種癌症都有效，但無差別攻擊的特性，也容易引發強烈的副作用。

反觀，標靶藥是縮小範圍，只針對某些癌細胞的特定分子。因此，與傳統抗癌藥相比，正常細胞所受的影響相對較小。

癌細胞表現的分子因癌症種類而異，因此標靶藥的攻擊對象也不同。不過，大多數標靶藥主要鎖定蛋白質受體。

癌細胞異常增生的元凶

舉例來說，表皮生長因子受體（Epidermal growth

factor receptor，簡稱 EGFR，見第 335 頁圖 8-9 A）。

這個受體存在於正常細胞表面，當它與表皮生長因子（Epidermal growth factor，EGF）結合時，會下達促使細胞增殖的指令。

然而，在這些癌細胞中，EGF 表現過多或其受體異常活化，會導致癌細胞度過分裂。因此，標靶藥的攻擊目標正是 EGFR。

例如，從癌細胞內部抑制 EGFR 訊號傳遞的吉非替尼（Gefitinib，商品名：艾瑞莎〔Iressa〕）；或從癌細胞外部結合的西妥昔單抗（Cetuximab，商品名：爾必得舒〔Erbitux〕）、帕尼單抗（Panitumumab，商品名：維必施〔Vectibix〕，見第 335 頁圖 8-9 B）。

這些標靶藥物都是透過抑制 EGFR 的訊號傳遞功能，進而阻止癌細胞增殖。其中，吉非替尼主要用於肺癌治療，而西妥昔單抗與帕尼單抗則應用於大腸癌（西妥昔單抗也適用於頭頸癌）。

此外，西妥昔單抗與帕尼單抗是人工合成的抗體藥，也就是具備抗體結構與功能的藥品。我在第 3 章已提過，抗體是免疫系統之一，擔負防禦的重責大任。隨

著技術的精進,抗體的生產趨於穩定與成熟,因此逐漸應用於醫療現場。

總而言之,這兩種藥物是針對EGFR所研發的抗體,也是目前常見的標靶藥。

圖8-9 標靶藥能抑制細胞增殖

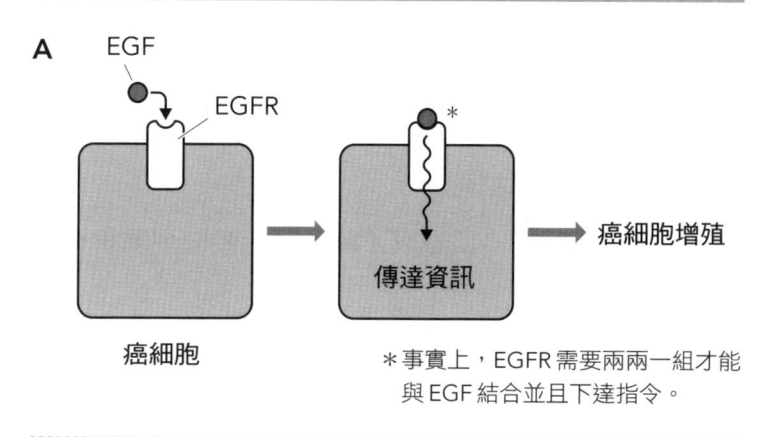

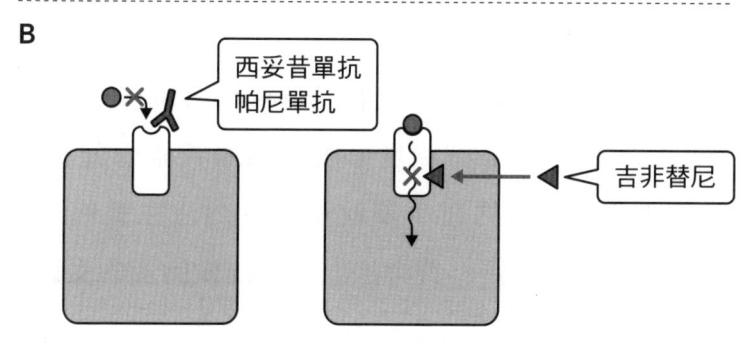

A

癌細胞

傳達資訊 → 癌細胞增殖

＊事實上,EGFR需要兩兩一組才能與EGF結合並且下達指令。

B

西妥昔單抗
帕尼單抗

吉非替尼

然而，由於抗體本身是蛋白質，倘若口服，會被體內的消化酶分解殆盡。因此，鎖定EGFR的標靶藥只能注射給藥。

另一方面，EGFR既然與表皮生長因子有關，治療期間難免出現皮膚紅腫、發炎、乾燥與龜裂等副作用。在接受療法時，應特別注意。

癌細胞的堅壁清野

還有另一種標靶藥。

當癌細胞小於2公釐以下時，只能吸取周圍組織的氧氣與養分苟活。

不過，隨著腫瘤持續增大，會誘導周圍血管長出新的血管，使癌細胞能持續獲得氧氣和養分（見第338頁圖8-10 A）。

這種現象稱為「血管新生」（Angiogenesis）。

話說回來，癌細胞是怎麼讓微血管乖乖就範？其實很簡單，它的殺手鐧就是血管內皮生長因子[7]（VEGF）。這種蛋白質會把血管內皮細胞上的受體[8]

第 8 章　癌症，就是細胞內鬥

（VEGFR）當作突破口、發送訊號，催促新血管生成，替癌細胞輸送養分（見下頁圖 8-10 B）。

一旦因子（VEGF）黏上受體（VEGFR），接收到指令的內皮細胞便開始血管的鋪設工程。

為了讓癌細胞的奸計無法得逞，科學家便研發出血管新生抑制劑。換句話說，就是讓血管無法鋪設新的管線，讓癌細胞的補給線徹底斷炊，最後只能消風萎縮。

舉例來說，如第 338 頁圖 8-10 C 所示，貝伐珠單抗（Bevacizumab）、雷莫盧單抗（Ramucirumab）、索拉非尼（Sorafenib）或舒尼替尼（Sunitinib）等，都是針對抑制血管新生陸續開發的標靶藥。

除了前述的 EGFR 以外，不少抗癌的標靶藥也紛紛問世，其他像是針對癌細胞釋放的 VEGF，或 VEGFR 也是另類的抗癌路徑。

---

7. Vascular endothelial growth factor。
8. Vascular endothelial growth factor receptor。

圖 8-10　血管新生抑制劑

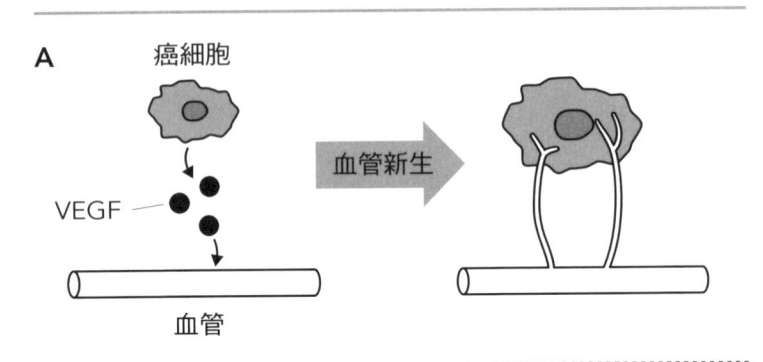

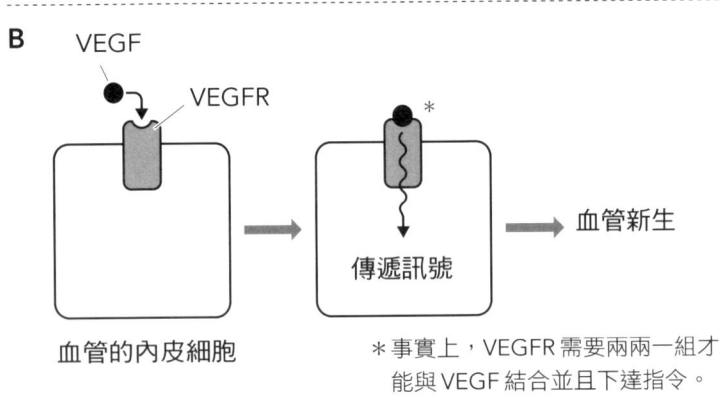

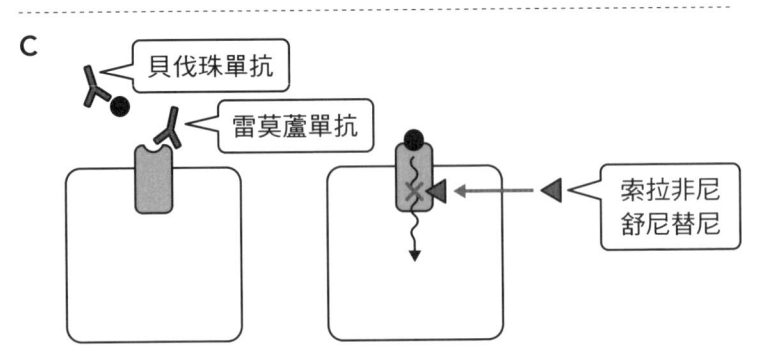

A

癌細胞

VEGF

血管

血管新生

B

VEGF

VEGFR

血管的內皮細胞

傳遞訊號

血管新生

＊事實上，VEGFR 需要兩兩一組才能與 VEGF 結合並且下達指令。

C

貝伐珠單抗

雷莫蘆單抗

索拉非尼
舒尼替尼

第 8 章　癌症，就是細胞內鬥

5 免疫細胞與癌細胞

接下來，要介紹2014年問世的免疫檢查點抑制劑（Immune checkpoint blockade）。這個抗癌新藥另闢蹊徑的鎖定免疫細胞，提供患者全新的治療選項。

首先，讓我來介紹一下免疫細胞與癌細胞的關係。

我在前面說過，免疫細胞是人體的自我保護，除了外部侵入的異物與病原體以外，體內的癌細胞當然也是防禦對象之一。

免疫細胞中，又以T細胞（T lymphocyte）專門對付癌細胞（見第341頁圖8-11 A）。

但癌細胞也不是吃素的，免疫細胞有過雲梯的T細胞，難道癌老大就沒有張良計[9]嗎？

---

9. 指漢朝開國功臣張良的智慧與計謀，比喻你有策略，我也有一套對策，互不相讓。

例如：細胞程式死亡1（Programmed cell death 1，簡稱PD-1）就是其中之一。當癌細胞表面的程序性死亡配體1（Programmed cell death-ligand 1，簡稱PD-L1）黏上PD-1以後，T細胞就動彈不得。

像PD-L1這類會抑制免疫細胞功能的分子，統稱為「免疫檢查點分子」（Immune checkpoint molecules）。所謂檢查點（Checkpoint），就像設置在免疫反應過程中的剎車哨站，用來避免免疫系統過度活化。換句話說，就是癌老大下面的小囉囉（PD-L1）仗勢欺人架設檢查哨，專找T細胞的麻煩。

反過來想，只要癌細胞架設不了檢查哨，T細胞就能發揮正常功能，將癌細胞驅逐出境。

於是，聰明的科學家發明了免疫檢查點抑制劑。例如：納武利尤單抗（Nivolumab，商品名：Opdivo）、帕博利珠單抗（Pembrolizumab，商品名：Keytruda）與阿替利珠單抗（Atezolizumab，商品名：Tecentriq）等抗體藥物。

當它們與PD-1或PD-L1結合以後，便能讓癌細胞的檢查哨發揮不了功能（見右頁圖8-11 B）。

圖 8-11　從 PD-1 或 PD-L1 抑制 T 細胞

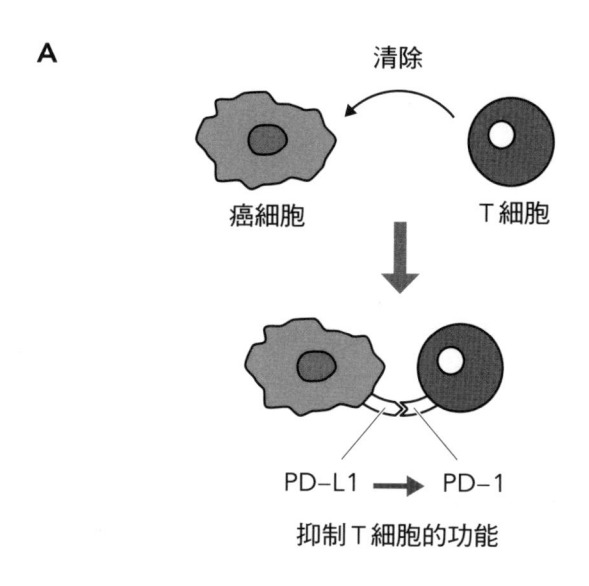

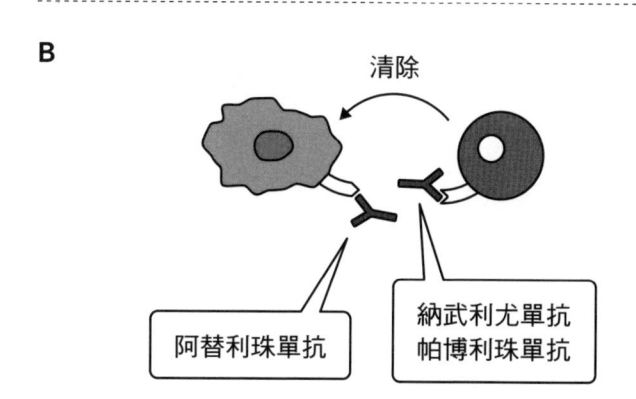

A

清除

癌細胞　　T細胞

PD-L1 ⟶ PD-1

抑制 T 細胞的功能

B

清除

阿替利珠單抗

納武利尤單抗
帕博利珠單抗

這些抗體藥不是用來攻擊癌細胞，而是讓人體的免疫系統發揮正常的防禦機制。

從PD-1路徑切入抗癌療法的本庶佑博士，也因此於2018年榮獲諾貝爾醫學獎。

同年，美國免疫學家詹姆斯・艾利森（James Allison）博士，也因為發現另一種免疫檢查點毒性T淋巴細胞相關抗原（Cytotoxic T-lymphocyte-associated antigen 4，簡稱CTLA-4）而同獲殊榮。CTLA-4目前已研發出抗癌新藥。

然而，免疫檢查點抑制劑在發揮效果時，無法區分癌細胞與正常細胞，因此會一併阻斷正常細胞上的PD-L1。結果，免疫細胞（T細胞）可能會誤認正常細胞為異物並產生攻擊反應。

因此，也有研究報告指出，這類藥物可能會在皮膚、消化道、肝臟、肺等多個器官，引發發炎等免疫相關副作用。

第 9 章

當免疫系統亂了套

- ☑ 自體免疫大亂鬥：身體到底發生了什麼？
- ☑ 葛瑞夫斯病解密：從發病到治療的全攻略
- ☑ 類風溼性關節炎的治癒之路。
- ☑ 藥物如何破解原因不明的疾病？

1 什麼是免疫系統病症？

在本書最後一章，讓我們來談談自體免疫疾病（Autoimmune disease）。

所謂自體免疫疾病，是指免疫系統誤將自我攻擊的疾病。

在正常情況下，免疫細胞與抗體等免疫系統成分主要負責排除入侵體內的病原體（見右頁圖9-1 A）。然而，在自體免疫疾病中，免疫系統卻會將身體某些組織誤認為敵人，進而發動攻擊。

這類疾病的特徵之一，是體內會產生針對特定部位、器官或成分的自體免疫抗體（Autoantibody），也稱為自體抗體（見右頁圖9-1 B）。

如表9-1所示，已知有多種自體免疫疾病，每一種疾病都有不同的自體抗體攻擊特定部位。然而，為何身體會產生針對自身的抗體，至今仍不清楚，甚至自體抗

第9章　當免疫系統亂了套

體如何引發疾病,也有許多尚未解明的地方。

事實上,第5章提過的第1型糖尿病,也是自體免疫疾病的一種。

這是因為身體對胰臟中的某些部位產生自體抗體,導致胰島素無法正常分泌(與自體抗體無關的特發性第1型糖尿病除外)。

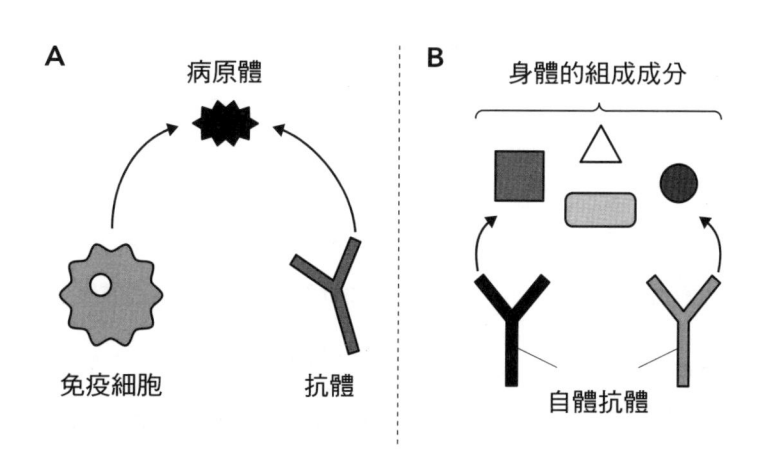

本章將從常見的自體免疫疾病中(下頁表9-1),以葛雷夫氏症(Graves disease,亦稱葛瑞夫茲氏病)與類風溼性關節炎為例,說明其原因與藥物的療效。

圖9-1　自體免疫抗體

表 9-1　常見的自體免疫疾病

自體免疫疾病	主要的自體抗體
類風溼性關節炎	抗 CCP 抗體、類風溼因子（Rheumatoid factor，簡稱 RF）
全身性紅斑狼瘡（Systemic lupus erythematosus）	抗 ds-DNA 抗體、抗 Sm 抗體
乾燥症候群（Sicca syndrome）	抗 SS-A 抗體、抗 SS-B 抗體
抗磷脂質症候群（Antiphospholipid antibody syndrome）	抗磷脂質抗體
自體免疫溶血性貧血（Autoimmune hemolytic anemia）	抗紅血球抗體
慢性淋巴球性甲狀腺炎（Chronic lymphocytic thyroiditis）	抗甲狀腺球蛋白抗體（anti-thyroglubulin antibody）
葛雷夫氏症	抗 TSH 受體抗體
第 1 型糖尿病	抗胰島細胞抗體
惡性貧血	抗內因子抗體、抗壁細胞抗體
重症肌無力症（Myasthenia gravis）	抗乙醯膽鹼受體抗體（Acetylcholine receptor antibodies，簡稱 AChR 抗體）

2 | 好發於20到40歲女性的葛雷夫氏症

首先是,葛雷夫氏症。

這種病又稱為瀰漫性毒性甲狀腺腫(Diffuse Toxic Goiter),好發於20歲到40歲女性。

此疾病的發病原因與位於喉嚨的甲狀腺功能亢進有關。甲狀腺分泌的甲狀腺賀爾蒙,除了能促進器官的新陳代謝,還有助於營養吸收與加快心跳,是兒童成長與發育過程中不可或缺的重要賀爾蒙。而甲狀腺賀爾蒙的分泌,則是受到大腦中的下視丘與腦下垂體的調控(見下頁圖9-2)。

首先,腦下垂體接收到下視丘的指令後,會開始分泌甲狀腺促素(Thyroid-stimulating hormone,簡稱TSH)。

接著,甲狀腺在甲狀腺促素的作用下,會分泌甲狀腺賀爾蒙。

圖9-2 甲狀腺分泌和大腦有關

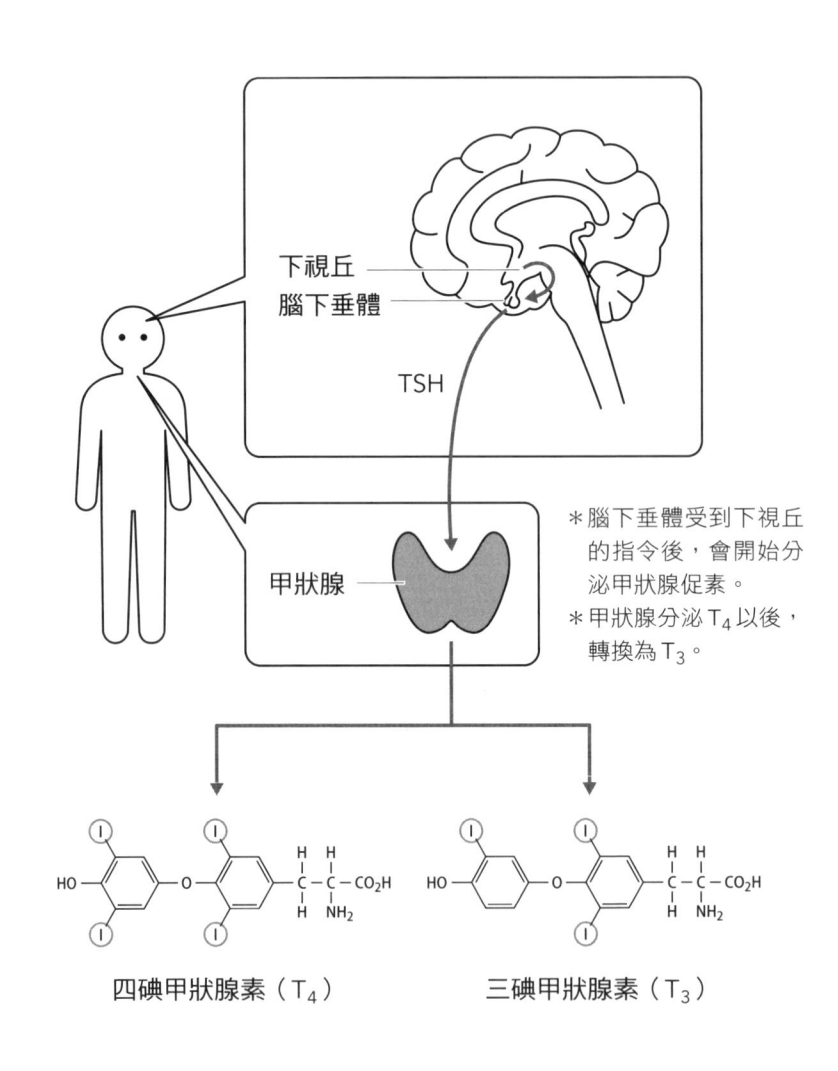

* 腦下垂體受到下視丘的指令後，會開始分泌甲狀腺促素。
* 甲狀腺分泌 T_4 以後，轉換為 T_3。

下視丘
腦下垂體
TSH
甲狀腺

四碘甲狀腺素（T_4）　　　三碘甲狀腺素（T_3）

甲狀腺賀爾蒙又分為四碘甲狀腺素（Thyroxine，簡稱 T_4）與三碘甲狀腺素（Triiodothyronine，簡稱 T_3）。其中，T_4 與 T_3 後面的數字指的是碘原子（Iodine，I）的數目。

順帶一提，甲狀腺賀爾蒙的合成需要靠碘[1]。我們從食物和水中攝取碘，大部分以碘離子（I^-）的形式在小腸被吸收，並用來製造甲狀腺激素。

發病症狀

葛雷夫氏症的最大問題點，在於甲狀腺賀爾蒙分泌異常。

甲狀腺賀爾蒙雖然是成長所需，但分泌過多反而引發各種有害健康的症狀。

常見的症狀包括心跳加快、脖子腫脹（甲狀腺腫大）和眼球突出。此外，還可能出現食慾增加、多汗、情緒亢奮、高血壓、手抖、體重減輕、腹瀉、全身疲

---

1. 缺碘會導致甲狀腺腫（俗稱大脖子）或甲狀腺功能低下。

倦、停經以及肌力下降等症狀。

一般說來,甲狀腺促素會和甲狀腺細胞上的甲狀腺促素接受器結合,促使甲狀腺賀爾蒙分泌(見右頁圖9-3 A)。但在某些分泌系統異常的情況下,身體會把TSH受體當成敵人,產生針對它的抗體,稱作「促甲狀腺激素受體抗體」(Thyrotropin receptor antibody,簡稱TRAb)。

就是這個抗體的刺激讓甲狀腺瘋狂製造賀爾蒙,引發葛雷夫氏症。

在葛雷夫氏症的治療中,常見的藥物包括甲硫咪唑(Thiamazole,商品名:Mercazole)、丙硫氧嘧啶(Propylthiouracil,商品名:Procil、Thiouracil,見右頁圖9-3 B)。

這兩者藥物都能抑制甲狀腺,進而降低甲狀腺賀爾蒙的分泌量,達到穩定病情的效果。

在說明相關藥物以前,讓我們先了解一下甲狀腺賀爾蒙的分泌機制(見右頁圖9-3 A)。

首先,甲狀腺細胞會製造一種以蛋白質為主的甲狀腺球蛋白(Thyroglobulin),並與碘結合(見第353頁圖

9-4①）。這時，甲狀腺過氧化酶（Thyroid peroxidase）會活化甲狀腺吸收進來的碘離子，並促進碘與甲狀腺球蛋白的結合反應。

圖 9-3　甲狀腺的自體免疫機制與藥物治療

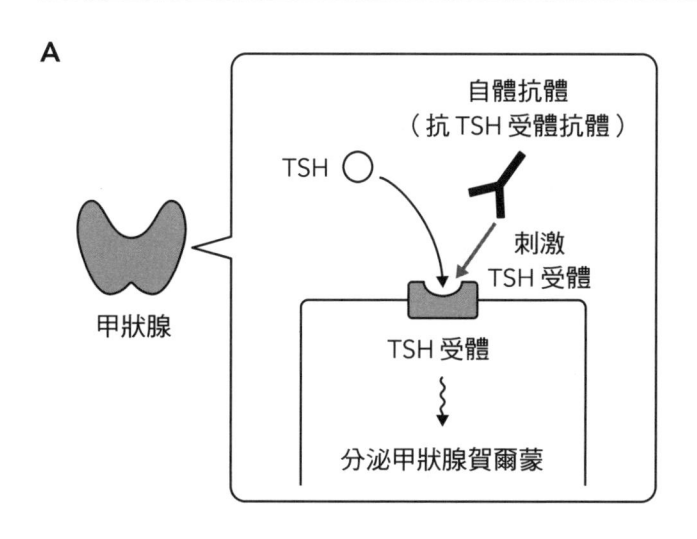

A

甲狀腺

TSH

自體抗體
（抗 TSH 受體抗體）

刺激
TSH 受體

TSH 受體

分泌甲狀腺賀爾蒙

B 葛雷夫氏症

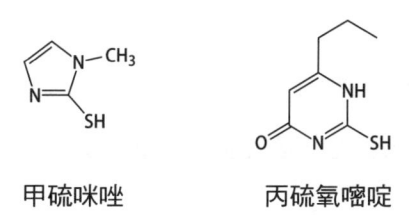

甲硫咪唑

丙硫氧嘧啶

甲狀腺球蛋白中,含有一種名為酪胺酸的胺基酸結構,它的核心是苯環與羥基(–OH)組成的「α構造」(見第40頁)。這些酪胺酸結構可以與一、兩個碘原子結合。

接下來,這些結構會兩兩結合(見右頁圖9-4②),在為甲狀腺過氧化酶的作用下,會從甲狀腺蛋白中被切割並釋放出甲狀腺賀爾蒙T_3與T_4(見右頁圖9-4③)。

事實上,從第348頁圖9-2即可看出,這兩種賀爾蒙都含有酪胺酸的結構。

換句話說,甲狀腺荷爾蒙的基本材料是胺基酸(如酪胺酸)與碘離子。

那麼,回歸藥物的主題。要治療葛雷夫氏症,關鍵在於抑制甲狀腺賀爾蒙的過度合成。為此,甲硫咪唑、丙硫氧嘧啶,其作用機制正是抑制甲狀腺過氧化酶的活性,從而降低甲狀腺賀爾蒙的分泌。

至於人體為何會產生自體抗體,進而導致葛雷夫氏症,其原因至今尚未完全明瞭。

然而,有一點可以確定:甲狀腺賀爾蒙的過度分泌,確實是由這些自體抗體所引起。這正是目前藥物治

第 9 章　當免疫系統亂了套

療所針對的核心病理機制。

圖 9-4　甲狀腺球蛋白

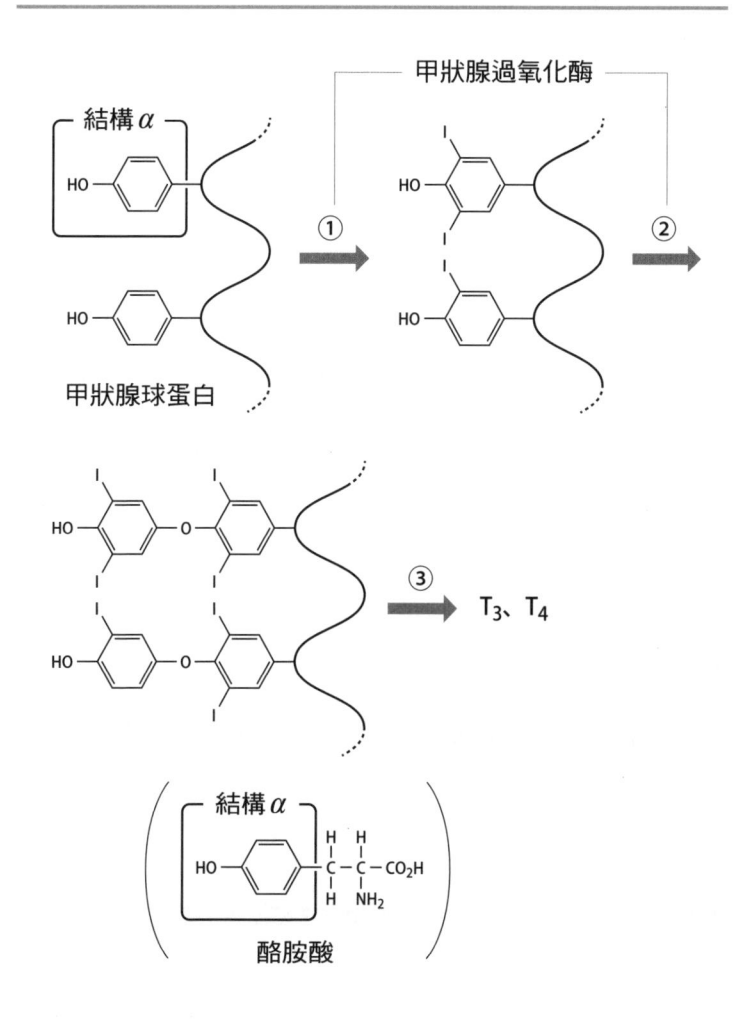

甲狀腺過氧化酶

結構 α

甲狀腺球蛋白

① ②

③ T_3、T_4

結構 α

酪胺酸

353

3 類風溼性關節炎有藥可治嗎？

和葛雷夫氏症一樣，這一小節要介紹的類風溼性關節炎，至今亦有許多尚未釐清的地方。

接下來，就讓我們來一探究竟。

類風溼性關節炎也是自體免疫疾病之一，在日本國內患者人數已高達70萬人[2]。主要症狀有手腕、膝蓋、手指等地關節腫脹或疼痛。嚴重的話，關節因為骨骼蛀蝕而影響正常功能。

這個疾病詭異之處，在於關節內的滑膜（Synovial membrane）受到免疫系統的活化，產生發炎反應（見第357頁圖9-5 A）。

滑膜是用來分泌關節液並提供營養，以幫助關節順

---

2. 根據衛生福利部統計，全臺約有20萬名類風溼性關節炎患者。

暢運動的組織。當滑膜發炎、異常增生並腫脹時,就會引發關節的異常。之後,如下頁圖 9-5 所示,滑膜最終會侵蝕軟骨和骨骼。

類風溼性關節炎的發病成因

為什麼滑膜的作用如此重要?讓我們繼續看下去(見下頁圖 9-5 B)。

首先,免疫細胞被活化,會釋放各種物質來傳遞訊息。比方說,腫瘤壞死因子 α 或介白素 6(Interleukin-6, IL-6)等發炎物質。

當滑膜內的滑膜細胞異常增生時,滑膜本身會腫脹起來。這些發炎、免疫與細胞增生的過程彼此交錯,最終導致關節內的軟骨與骨頭遭到破壞。

其中,滑膜細胞會分泌一種可分解蛋白質的酵素,稱為「基質金屬蛋白酶 -3」(Matrix metalloproteinase-3,簡稱 MMP-3),它是破壞軟骨的主因。

另一方面,負責破壞骨頭的,是一種叫做蝕骨細胞的免疫細胞,它們在病程中被過度活化。

圖 9-5 類風溼性關節炎的發病原因

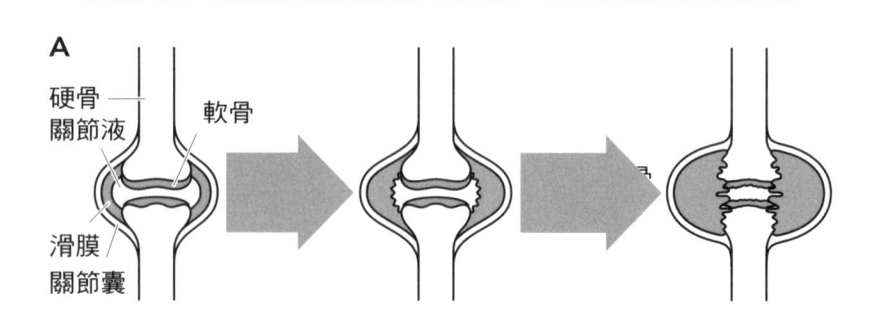

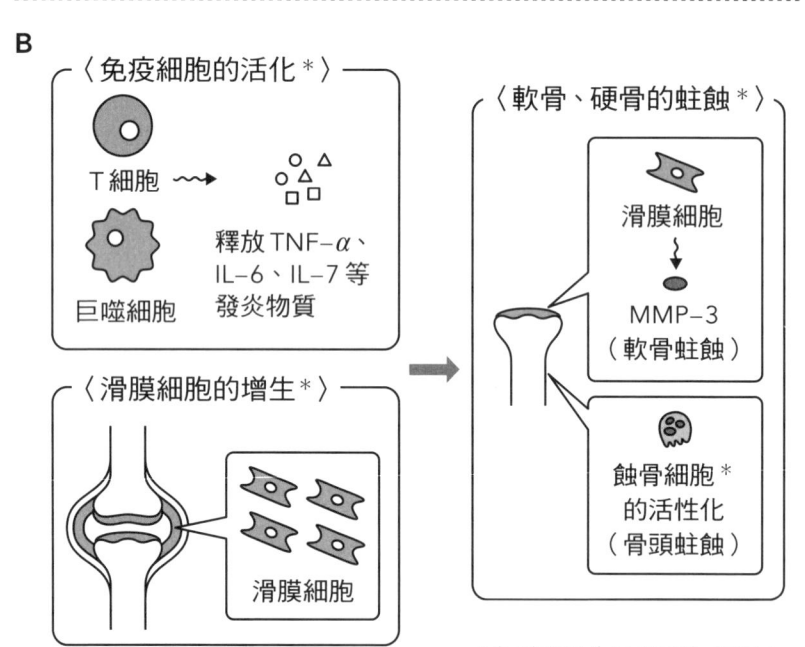

A

硬骨
關節液
軟骨
滑膜
關節囊

B

〈免疫細胞的活化＊〉

T細胞

巨噬細胞

釋放 TNF-α、
IL-6、IL-7 等
發炎物質

〈滑膜細胞的增生＊〉

滑膜細胞

〈軟骨、硬骨的蝕蝕＊〉

滑膜細胞

MMP-3
（軟骨蝕蝕）

蝕骨細胞＊
的活性化
（骨頭蝕蝕）

＊原因不明，但疑似與遺傳或外在因素相關。

＊蝕蝕與新生是骨頭生成的反覆作業。其中，蝕骨細胞負責蝕蝕。

第 9 章 當免疫系統亂了套

類風溼性關節炎的診斷方法

類風溼性關節炎屬於自體免疫疾病，自然是因為自體抗體的緣故。

事實上，科學家早在 1948 年就發現類風溼因子（Rheumatoid Factor，簡稱 RF），這是針對 IgG 抗體下半部（Y 字型下方）所產生的自體抗體（見第 359 頁圖 9-6）。

雖然類風溼因子與類風溼性關節炎高度相關，因此常被用來診斷，但也不能完全排除肇因於其他自體免疫疾病的可能性。

之後，科學家又發現，當患者體內存在人工合成的環狀瓜氨酸化胜肽（Cyclic citrullinated peptide，簡稱 CCP）時，也會產生另一種自體抗體（抗 CCP 抗體）。

麻煩的是，抗 CCP 抗體的感測性較低，不像類風溼因子那般容易診斷。

因此，醫師問診時，除了自體抗體的數值以外，通常也會考量患者的發炎或關節狀況、罹病時間等資訊。

藥物研發的抽絲剝繭

那麼,類風溼性關節炎有藥物可治嗎?

由於這是一種免疫系統過度活躍的疾病,治療的原則就是抑制免疫反應。自1980年代末期開始,全球開始使用一種抗癌藥物成分來治療類風溼性關節炎——也就是滅殺除癌錠。

研究發現,只要使用低劑量的滅殺除癌錠,就能達到治療效果。它的作用是抑制DNA合成所需的核苷酸,進而抑制免疫細胞與滑膜細胞增生,讓病情進展變慢。

進入2000年代以後,出現了新一代的抗發炎細胞激素抗體藥物,例如:英夫利昔單抗(Infliximab,商品名:Remicade),可抑制腫瘤壞死因子 α 的作用;托珠單抗(Tocilizumab,商品名:Actemra),則可抑制介白素6的作用。

隨著科技的進步,類風溼性關節的療法已不再止於延緩病情的惡化,而是讓患者恢復正常的日常作息。

不可諱言,同樣是自體免疫疾病,類風溼性關節炎

第 9 章　當免疫系統亂了套

圖 9-6　治療關節炎要靠抑制免疫

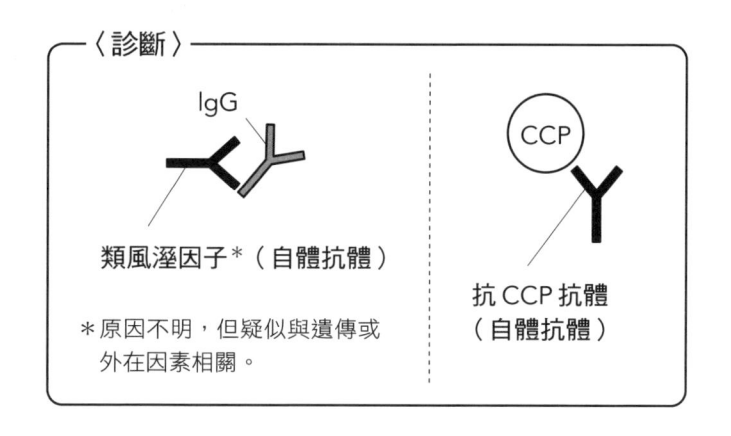

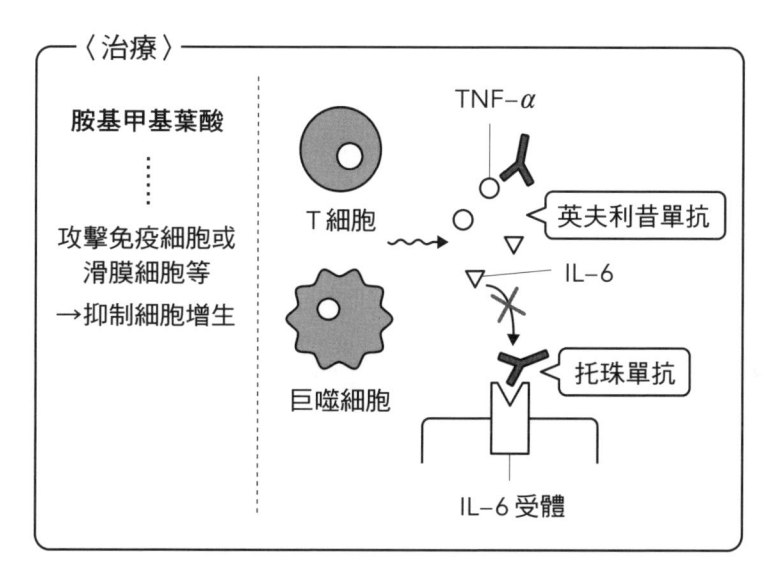

〈診斷〉

IgG

類風溼因子＊（自體抗體）

＊原因不明，但疑似與遺傳或外在因素相關。

CCP

抗 CCP 抗體（自體抗體）

〈治療〉

胺基甲基葉酸

⋯⋯

攻擊免疫細胞或滑膜細胞等
→抑制細胞增生

T 細胞

巨噬細胞

TNF-α

英夫利昔單抗

IL-6

托珠單抗

IL-6 受體

與葛雷夫氏症相比，仍有許多尚未釐清之處。

即便如此，醫師仍可依據自體抗體這類間接證據進行診斷，並透過藥物抑制免疫細胞對關節的過度反應，以達到治療效果。

結語
每種新藥開發，都是漫漫長路

　　感謝各位讀完本書。不知道是否有幫助大家更理解藥物的作用機制？

　　人體是由原子與分子所組成的複雜系統，其中蛋白質扮演著極其重要的角色，而藥物的目標，正是這些蛋白質。

　　本書的宗旨在於深入淺出，因此不得不略過人體中許多複雜的結構。

　　即便人體如此精密且複雜，科學家們仍持續不懈的努力研發各種藥物，與疾病奮戰。

　　對於像細菌或病毒這類病因明確的疾病，自然是對症下藥；至於那些病因尚不明確的疾病，則盡可能透過藥物來控制病情，防止惡化。

家庭必備，藥物如何治療疾病

雖然我現在以寫作為業，但藥物始終是我投入最深的專業領域。過去我曾在醫藥相關科系任教，也曾參與製藥公司的新藥開發。

或許，市面上的藥品對一般消費者來說，只是減輕身體不適的工具。但對我而言，每一種藥物的背後，都承載著無數人默默付出的努力與艱辛。

藥物的研發橫跨化學、生物等專業領域，可說是人類智慧的結晶。即便最後呈現在我們手上的，只是一顆小小的藥丸；即便藥效既看不到也摸不著，仍值得我們心懷感恩。因為藥物的誕生，遠比單純的學術傳承更為艱難。

有多少製藥公司的研究人員投入大量心血，卻始終無法成功推出新藥。即便發現有效成分，也可能因療效不足或副作用過強而被迫放棄。更遑論，每一種新藥的誕生，還需要依賴眾多志願者的協助，進行漫長且嚴格的臨床試驗。

當各位因頭痛腦熱而隨手在藥局購買成藥時，或許難以想像那背後，是無數無名英雄的努力。此外，還有數以萬計，無法選擇命運的實驗動物，為了人類的健康

結語　每種新藥開發，都是漫漫長路

與福祉，默默付出。

對我而言，一顆小小的藥丸，承載著無數生命的犧牲與藥物研發的歷史傳承。

如果《家庭必備，藥物如何治療疾病》曾讓您駐足、翻閱，甚至帶來一些幫助，我將深感榮幸。如果您能透過本書，對藥物研發的艱難有一絲一毫的體會，對我而言，就是莫大的幸福。

最後，謹向朝倉陸矢編輯致上最誠摯的感謝，感謝您始終耐心督促，才讓本書得以完成。也感謝鑽石社全體同仁的大力支持，並特別感謝《RikaTan（理科探險）》雜誌編委會的小川智久、左卷健男、左卷惠美子、施氏、田中一樹、谷本泰正、平賀章三、藤牧朗、嶺山幾英、安居光國等前輩的寶貴指導，以及所有參與本書製作的相關人士，在此一併致上十二萬分的謝意。

參考文獻

國家圖書館出版品預行編目（CIP）資料

家庭必備，藥物如何治療疾病：醫生沒空解釋，日本理學博士、前製藥公司研究員告訴你，胃腸藥、失眠藥、感冒、抗過敏、抗憂鬱……怎麼吃藥不傷身又有效！／山口悟著；黃雅慧譯.
-- 初版. -- 臺北市：大是文化有限公司, 2025.08
368頁；14.8×21公分. --（EASY；136）
譯自：「なぜ薬が効くのか？」を超わかりやすく説明してみた
ISBN 978-626-7648-64-3（平裝）

1. CST：藥理學

418.1　　　　　　　　　　　　　　　114005548

EASY 136

家庭必備，藥物如何治療疾病

醫生沒空解釋，日本理學博士、前製藥公司研究員告訴你，胃腸藥、失眠藥、感冒、抗過敏、抗憂鬱……怎麼吃藥不傷身又有效！

作　　　者	山口悟
譯　　　者	黃雅慧
審　　　定	李新城
校對編輯	陳竑悳
副　主　編	黃凱琪
副總編輯	顏惠君
總　編　輯	吳依瑋
發　行　人	徐仲秋
會　計　部	主辦會計／許鳳雪、助理／李秀娟
版　權　部	經理／郝麗珍、主任／劉宗德
行銷業務部	業務經理／留婉茹、專員／馬絮盈、助理／連玉
	行銷企劃／黃于晴、美術設計／林祐豐
行銷、業務與網路書店總監	林裕安
總　經　理	陳絜吾

出 版 者｜大是文化有限公司
　　　　　臺北市100衡陽路7號8樓
　　　　　編輯部電話：（02）23757911
　　　　　購書相關資訊請洽：（02）23757911　分機122
　　　　　24小時讀者服務傳真：（02）23756999
　　　　　讀者服務E-mail：dscsms28@gmail.com
　　　　　郵政劃撥帳號：19983366　戶名：大是文化有限公司

香港發行｜豐達出版發行有限公司　Rich Publishing & Distribut Ltd
　　　　　香港柴灣永泰道70號柴灣工業城第2期1805室
　　　　　Unit 1805, Ph. 2, Chai Wan Ind City, 70 Wing Tai Rd, Chai Wan, Hong Kong
　　　　　電話：21726513　　傳真：21724355
　　　　　E-mail：cary@subseasy.com.hk

封面設計｜FE設計
內頁排版｜黃淑華
印　　刷｜韋懋實業有限公司

出版日期｜2025年8月初版　　　　　　　　　　　　　　Printed in Taiwan
ISBN｜978-626-7648-64-3　　　　　　　　　　　定價／新臺幣499元
電子書 ISBN｜9786267648667（PDF）　（缺頁或裝訂錯誤的書，請寄回更換）
　　　　　　9786267648650（EPUB）

'NAZE KUSURI GA KIKUNOKA?' WO CHO WAKARIYASUKU SETSUMEI SHITEMITA
by Satoru Yamaguchi
Copyright © 2024 Satoru Yamaguchi
Complex Chinese translation copyright ©2025 by Domain Publishing Company
All rights reserved.
Original Japanese language edition published by Diamond, Inc.
Complex Chinese translation rights arranged with Diamond, Inc.
through BARDON-CHINESE MEDIA AGENCY.

有著作權，侵害必究